3 in 1

Buch 1

Die Boosterbibel gegen Grübeln

Selbstvertrauen stärken und selbstbewusst leben

Marc Netzer

Buch 2

„Tschüss, ich werde mal positiv"

Wie Sie glücklich und zufrieden leben!

Alexandra Josephine Südlauer-Heyer

Buch 3

Die Boosterbibel für mehr Selbstbewusstsein

Marc Netzer

1. Auflage

2020

Vielen Dank für den Kauf dieses Buches!

Das dazugehörige Hörbuch, können Sie nach dem Kauf sofort und risikofrei und ohne zusätzliche Registrierung herunterladen.

Den dazu benötigten QR-Code für das Hörbuch finden Sie auf der letzten Seite!

Inhaltsverzeichnis

Die Boosterbibel gegen Grübeln 7

Vorwort 8

Die verflixten Gedanken 9

Die daraus resultierende Einsamkeit 9

Die Kraft der eigenen Gedanken 11

Die inneren Blockaden 11

Unterschätzte Kraft der Gedanken 12

Die ewige Rumination 13

Die ersten Ruminationsforschungen 13

Die Auswirkungen des Grübelns 14

Die Merkmale des Grübelns 15

Worin wird das produktive von dem unproduktiven Denken unterschieden? 15

Wieso wird gegrübelt? 16

Wie kann das Grübeln gestoppt werden? 16

Die eigenen Gedanken gezielt kontrollieren 18

Dem Albtraum vorbeugen 18

So werden Sie zu einem positiven Denker 19

Zurück zum Selbstvertrauen 19

Eine Portion Rationalität bitte! 20

Ändern Sie Ihre Emotionen und Gedanken 20

Raus aus der Komfortzone! 21

Erlebnisse erneut durchleben 22

Cheese! 22

Gezielt die Nachrichten dosieren 23

Das positive in Dingen suchen 23

Von negativen Einflüssen distanzieren 24
Die Macht des Dankbarkeitstagebuches 24

Loslassen lernen 25

Vergeben lernen 27

Die innere Ruhe finden 29

Das Powernapping 29
Die progressive Muskelrelaxion 30
Regelmäßiges Wellness 31
Sport für mehr Entspannung im Alltag 32
Ausreichend Schlaf ist das oberste Gebot 33
Die Pflege der sozialen Kontakte 33
Was haben Haustiere mit einem entspannten Leben auf sich? 34
Konfrontieren Sie Sich 34
Die Macht der Meditation 35
Ein deutlich bewussterer Lebensstil 35

Übungen für einen freieren Kopf 37

Achtsamkeitsübungen für ein deutlich besseres Bewusstsein 42

Der Körper-Scan 42
Die eigenen Sinne schärfen 43

Schlusswort 44

„Tschüss, ich werde mal positiv“ 45

Vorwort 46

Glück als Geburtsrecht 47

Der Umgang mit sich selbst 49

Von Negativem fernhalten! 50

Fokus 52

Realität akzeptieren! 56

Entwicklung 58

Ängste 61

Umsetzung 63

Anziehung 65

Was macht eine interessante Persönlichkeit aus? 70

Kommunikation 71

Interessant wirken 73

Selbstbewusstsein 76

Das Gesetz der Anziehung 80

Mit Gefühlen umgehen 84

Nachwort 87

Die Boosterbibel für mehr Selbstbewusstsein 88

Warum Selbstbewusstsein aufbauen? 89

Woran Sie merken, dass es Ihnen an Selbstvertrauen mangelt? 90

Warum sollten wir unser Selbstwertgefühl, das Vertrauen in uns selbst stärken? 92

Selbstbewusstsein 94

Selbsterkenntnis 97

Selbstwertverletzungen 99

Anerkennung 99

Stärken und Schwächen 101

Bewunderung 103

Perfektionismus 104

Körpersprache 107

Ausstrahlung 109

Die Marionette 112

Praktische Tipps 114

Entscheidungen treffen - Rational denken und handeln 117

Mitmenschen zeigen was in einem steckt - Ausblick in die Zukunft mit einem starken Selbstbewusstsein 120

Praktischer Teil mit 20 Übungen 123

Hinweis 129

Haftungsausschluss 129

Urheberrecht 129

Impressum 130

Die Boosterbibel gegen Grübeln

Selbstvertrauen stärken und selbstbewusst leben

Negative Gedanken und Denkschleifen ausblenden, Blockaden lösen, Gedanken kontrollieren, Praxisbuch zur sofortigen Anwendung!

- Schritt für Schritt -

Marc Netzer

1. Auflage

2020

Vorwort

Sie sind es satt, tagtäglich Gedanken an irrelevante Themen zu verlieren?

Sie können nachts nicht schlafen, weil Ihr Kopf stets voll mit lästigen Bildern ist?

Sie analysieren ununterbrochen diverse Vorgänge und kommen trotzdem zu keinem Resultat?

Dann wird es Zeit, endlich aus dem Gedankenkarussell auszusteigen. Sortieren Sie Ihre Gedanken und besänftigen Sie auf diesem Weg Ihr Gemüt.

Wie das funktioniert und was die Alternative ist, wenn Sie nichts gegen das Grübeln tun, zeigt dieser informative und stark praxisorientierte Ratgeber.

Nutzen Sie die Chance und beginnen Sie ein angenehmeres Leben. Jetzt.

Die verflixten Gedanken

Gedanken spielen im Leben eines Menschen eine sehr große Rolle. Sie sind stets präsent und können nicht abgeschaltet werden. Wir neigen sogar zu einem zwanghaften Denken. Kreisen sich die Gedanken immer wieder um dieselben Themen, so kann dies auch als Grübeln bezeichnet werden. In der Fachsprache ist dies die Rumination. Dies wurde von den Rindern abgeleitet, die ruminieren. Rumination bedeutet so viel wie Wiederkäuen. Sie greifen Ihre Gedanken stets wieder auf und lassen sie Sich durch den Kopf gehen.

In erster Linie ist es ein Segen, dass die Menschen die Möglichkeit besitzen, zu denken. Wer jedoch zu viel denkt, kann dadurch krank werden. Ewige Gedankenkarusselle sind ein häufiger Auslöser von Depressionen, die die Lebensqualität letztendlich stark beeinträchtigen. Doch wenn der Mensch zwanghaft denkt, kommen Sie dann letztendlich gar nicht um die Folgen des Grübelns drum herum?

Das Denken kann nicht gestoppt werden. Sie können allerdings die Art des Denkens beeinflussen. In diesem Ratgeber wird Ihnen gezeigt, mit welchen Übungen das verflixte Grübeln gestoppt werden kann. Zudem sind negative Gedanken pures Gift für die Seele. Gegen negative Gedankengänge werden ebenfalls hilfreiche Übungen vorgestellt. So können Sie nach diesem Ratgeber aktiv gegen Ihre täglichen Grübeleien vorgehen und auf Dauer ein deutlich besseres Lebensgefühl erhalten. Worauf warten Sie noch? Verändern Sie Ihr Leben aktiv und betrachten Sie diesen Ratgeber als ersten Schritt in Ihr neues und sorgenfreies Leben. Viel Spaß bei diesem Weg.

Die daraus resultierende Einsamkeit

Das stetige Kopfkino macht auf Dauer nicht nur krank, sondern auch einsam. Menschen, die stark zum Grübeln neigen, ziehen sich häufig zurück und wirken deutlich unzufriedener. Fallen die Gedanken gehäuft negativ aus, so zerrt das nicht nur an Ihren Kraftreserven, sondern auch an denen Ihres Umfeldes. Menschen, welche zur Unterstützung gebeten werden, stehen in den meisten Fällen eher hilflos daneben. Jeder Ratschlag, der von Ihrem Umfeld kommt, prallt bei Ihnen ab. Sie empfinden alles als hoffnungslos und dass Ihnen in diesen Situationen niemand helfen kann.

Der nächste Schritt ist, dass Sie die geliebten Aktivitäten immer häufiger verschieben. Jeder Schritt fällt schwerer und schwerer. Selbst das Kaffeetrinken mit den Freunden wird für den Moment als zu anstrengend empfunden. In letzter Instanz tun Sie gar nichts mehr und ziehen Sich komplett zurück. Diesen Moment empfinden Sie, als wäre niemand für Sie da. Der Teufelskreis schließt sich.

Fallbeispiel:

Auch Marie ging es so. Marie fühlte sich zunehmend unverstanden und allein gelassen, weil sie immer weniger soziale Kontakte hatte. In einem Gespräch erzählte sie, dass sich die Menschen aufgrund ihrer Gefühle und Gedanken von ihr lösten. Dass sie aber selbst der Grund für die Kontaktsperren war, bemerkte sie erst wesentlich später. Es machte sie verrückt. Sie machte sich immer mehr Vorwürfe und konnte mit niemandem darüber reden. Sie wollte auch gar nicht mehr reden, aus Angst, Zurückweisung zu erleben. Erst nach einem Treffen mit ihrer besten Freundin tastete sie sich langsam wieder an ihr Umfeld an.

Die Kraft der eigenen Gedanken

Gedanken können Berge versetzen. Sie können Ihnen allerdings auch diese Berge in den Weg legen. Wer zu viel denkt und sich immer wieder im Kreis dreht, der neigt dazu, innere Blockaden zu entwickeln. Auch das Risiko der Erkrankungen an psychischen Leiden ist hoch. Das liegt daran, dass der Kopf und der Geist unmittelbar miteinander verbunden sind. Dazu gesellt sich unser Körper. Wer einen freien Kopf kriegen möchte, treibt viel Sport. Wer allerdings viel Stress hat, ist schnell verspannt und fühlt sich eher schlapp.

„Nicht das, was vorher geschehen ist oder was jemand getan oder nicht getan hat, verursacht ein "schlechtes Gefühl" in uns, sondern, ausschließlich unsere eigenen gedankliche Reaktion auf das Geschehen."

- Robert Betz

Die inneren Blockaden

Die meisten Blockaden entwickeln sich bereits im Kindesalter sowie in der Pubertät. Wer beispielsweise zu wenig gelobt wurde, der hat oftmals Probleme mit dem Selbstvertrauen. So können sich aber auch viele weitere Blockaden entwickeln. Wichtig ist es, die Blockaden zu erkennen. Blockaden hindern Sie daran, ein erfülltes Leben zu leben. Ein Leben zu genießen, welches Sie verdient haben. Rufen Sie Sich diese Blockaden immer wieder in das Gedächtnis. Aus Dauer erkennt unsere Intelligenz die Illusion. Auf diesem Weg kann die innere Blockade gelöst werden.

Wir sehen die Welt nicht, wie sie ist, sondern wie wir selbst sind!

Innere Blockaden gehen oftmals mit Selbstzweifeln und negativen Gedanken Hand in Hand. Der innere Schweinehund gehört ebenfalls zu den

Blockaden. Sie hemmen die Lebensqualität enorm, dabei sind sie in den meisten Fällen nicht einmal berechtigt. Auch die persönliche Komfortzone kann Blockaden aufweisen. Bei einigen Menschen ist sie so winzig, dass sie sich bei den normalsten Dingen unwohl fühlen. Sie brauchen enorm viel Sicherheit und Routine in ihrem Alltag. Alles andere versetzt sie in Panik. Es entsteht Stress, Grübeleien treten auf und in einigen Fällen sogar psychische Leiden. Doch warum ist das eigentlich der Fall?

Emotionen wirken um ein Vielfaches stärker auf uns als jedes noch so logische Argument!

Unterschätzte Kraft der Gedanken

Bereits seit der Epoche der Aufklärung werden die Gedanken in den abendländlichen Kulturen hochgeschätzt. Sie haben früh erkannt, welche Macht hinter unseren Gedanken steckt und wie wir sie vor allem auch für uns einsetzen können. Sie haben allerdings auch die Macht, uns Schritt für Schritt zu zerstören. Sie halten uns klein und hemmen uns, wo sie nur können. Im schlimmsten Fall können Ihre Gedanken sogar zum Suizid führen. Dies wird durch das permanente Grübeln gefördert. Die daraus resultierenden Depressionen und psychischen Leiden nehmen Überhand und führen letztendlich zu Selbstmordgedanken und der Konsequenz, diese auch durchzuführen. Nutzen Sie diesen Ratgeber für Sich und erkennen Sie die Macht der eigenen Gedanken. Werden Sie Herr/ Herrin über Ihr eigenes Leben und bringen Sie Ihre Gedanken in ein positives Licht. So werden Sie diese positive Energie auch ausstrahlen und letztendlich wieder anziehen. Es ist eine Bereicherung. Machen Sie Sich diesen wundervollen Effekt zu Eigen.

Die ewige Rumination

Die Rumination ist das Widerkäuen der Tiere. Dieser Vorgang ist notwendig, um schwer verdauliche Zellulose verträglicher zu machen. Das Essen kehrt in die Mundhöhle der Rinder zurück. So können die Kühe im Anschluss erneut darauf herum kauen. Sie fragen Sich jetzt bestimmt, was dieses Bild mit dem Grübeln zu tun hat, richtig? Sogar eine ganze Menge!

Psychologen und Psychologinnen haben sich diese Begrifflichkeit als Fachbegriff für das menschliche Grübeln über Pech und Missgeschick zu Eigen gemacht. Auch hier kehren Dinge immer wieder zurück. Es handelt sich um Gedanken und Situation, die in der Vergangenheit geschehen sind. Sie kehren immer wieder aus dem Unterbewusstsein in das Bewusstsein zurück. Auch dies ist eine Art des Wiederkäuens. Zudem weist das menschliche Ruminieren den Unterschied auf, dass Menschen traurig werden. Kühe werden durch das Wiederkäuen eher glücklicher, da sie die Nahrung besser verdauen können.

Die ersten Ruminationsforschungen

Die ersten Ruminationsforschungen wurden in den 80ern und 90ern in den USA durchgeführt. Forscherin Susan Nolen-Hoeksema hatte Interesse daran, wie unterschiedliche Menschen auf eine traurige Stimmung anspringen. Der Fokus lag auf jenen Aspekt, ob Depressionen mit traurigen Stimmungen zusammenhängen und ob unterschiedliche Traurigkeitsstile dafür verantwortlich sind, dass Frauen deutlich anfälliger für depressive Erkrankungen sind.

Das Resultat war, dass Frauen häufiger zum ruminierenden Verhalten neigen. Männer hingegen grübeln nicht über alles, sondern widmen sich eher der Ablenkung. Der Zusammenhang mit den resultierenden Depressionen wurde ebenfalls bei ihren Forschungen geklärt.

Die Auswirkungen des Grübelns

Eine weitere Studie bestätigte erneut den Zusammenhang von Rumination und Depression. Wer rasch dazu neigt, mit dem Grübeln zu beginnen, der hat ebenfalls ein höheres Depressionsrisiko zu verbuchen. Posttraumatische Belastungsstörungen, Schlafstörungen und weitere psychische Leiden sind ebenfalls mögliche Folgen des ständigen Grübelns. Auch unkontrollierbare sowie exzessive Sich-Sorgen können eine nicht allzu seltene Folge darstellen.

Vor allem jene Menschen, die bereits unter einer bedrückten Stimmung leiden, ereilen negative Auswirkungen durch das Grübeln. Es tritt eine zusätzliche Verschlechterung der Stimmung ein. Zudem können zahlreiche Aktivitäten weniger produktiv durchgeführt werden. Zwischenmenschliche Konflikte werden schlechter gelöst. Bei Konzentrationsaufgaben schneiden Betroffene schlechter ab. Dazu gehört beispielsweise das Korrekturlesen.

Interessant:

Wer dem Grübeln unterliegt, der hat Probleme, sich an Dinge zu erinnern. Dazu gehören vor allem auch Erlebnisse aus der Vergangenheit. Auch Entscheidungen fallen schwer.

Die Folgen der Rumination:

- Schwierigkeiten bei Gedächtnisaufgaben
- Vermehrte depressive Episoden
- Vermehrte Konzentrationsprobleme
- Verschlechterung der eigenen Stimmung
- Geringere Entscheidungsfreudigkeit
- Probleme bei zwischenmenschlichen Konflikten

Betroffenen ist es wichtig, über die traurige Lage nachzudenken. Dies ist der Punkt, an dem das Grübeln beginnt. Natürlich wird die traurige Situation dadurch noch weiter verstärkt. Der Grund dafür ist jener, dass sich die Gedanken meist um Missgeschicke und Probleme aus der Vergangenheit kreisen.

Der Teufelskreis beginnt. Durch das Grübeln werden Entscheidungen deutlich schwerer getroffen. Menschen werden weniger produktiv und verfallen in Stress. Dadurch entstehen Versagensängste, wodurch psychische Leiden gefördert werden. Das Grübeln begünstigt also Depressionen und weitere psychische Erkrankungen.

Die Merkmale des Grübelns

Woran wird das Grübeln eigentlich erkannt? Wo hört das Nachdenken auf und wo beginnt die Grübelei? Wer viel über Geschehnisse und andere Aspekte aus der Vergangenheit nachdenkt, verfällt oft einem Teufelskreis, der häufig in einer depressiven Phase endet. Bedeutet das also, dass das Denken pures Gift für uns ist? Sollten wir stets die Ablenkung bevorzugen, um unseren eigenen Seelenfrieden zu wahren? Alltagserfahrungen sowie Forscher belegen, dass dies nicht der Fall ist. Das reine Denken macht nicht krank. Das intensive Grübeln über Probleme hingegen kann depressive und psychische Erkrankungen fördern. Unproduktive Gedankenketten sind Gift. Die Rumination birgt also nicht sinnvolle Gedankenketten.

Worin wird das produktive von dem unproduktiven Denken unterschieden?

Die resultierende Stimmung aus den Gedanken sowie die klaren Inhalte können wohl die Unterscheidungsmerkmale festmachen. Führen die Inhalte zu starken Belastungen und Qualen, dann werden wohl eher keine Lösungen gefunden. Auch die Gefühlslage, mit der das Denken beginnt, ist ausschlaggebend. Wer bereits angeschlagen ist, verfällt deutlich leichter dem Grübeln. Menschen in einer positiveren Verfassung sind vor Grübelanfällen besser geschützt.

Zudem meint Watkins, dass grübelnde Gedankengänge deutlich abstrakter verlaufen. Die Betroffenen können förmlich nicht mehr klar denken.

Fragen, welche mit "Warum" beginnen, sind ausschlaggebend für Ruminationen. "Warum kann ich das nicht?" - "Warum habe ich das getan?" - "Warum ist das passiert?". Zu Lösungen führen diese Fragen allerdings nicht. Produktiver wären Fragen wie: "Was kann getan werden, damit ich mich besser fühle?" oder auch "Wie kann ich mich beim nächsten Mal besser vorbereiten?".

Wieso wird gegrübelt?

Überraschend ist, dass Menschen Grübeln. Es wird keine Konfliktlösung gewährleistet. Zudem gibt es keinerlei positive Begleiterscheinungen. Watkins und Baracaia befragten einige Personen, die stark zum Grübeln neigen. Für sie fühlt sich das Grübeln sinnvoll an. Zudem meinten sie, dass es sehr effizient sei. Positiven Aussagen über das Grübeln wurde vermehrt zugestimmt. Es handelt sich jedoch um einen Zwiespalt. Betroffene wissen, dass neben den positiven Gefühlen auch deutliche Missstände auftreten. Oftmals fehlen diesen Menschen einfach die Alternativen, um mit Problemen und negativen Gedanken umzugehen. In diesem Ratgeber lernen Sie diese Alternativen kennen und gehen aktiv gegen die negativen Folgen des Grübelns vor.

Wie kann das Grübeln gestoppt werden?

Umso mehr Sie Sich darauf drängen, mit dem Grübeln aufzuhören, umso mehr werden Sie vermutlich damit beginnen. Aus diesem Grund ist es alles andere als einfach, die tagtäglichen Grübeleien zu unterbinden. Interessant ist es zu wissen, dass das Grübeln auch gar nicht vermieden werden kann. Sie können jedoch lernen, wie Sie damit umgehen, wenn das Gedankenkarussell einfach nicht zum Stillstand kommen möchte. In den folgenden Punkten lernen Sie einige Herangehensweisen und Übungen kennen, mit denen Sie das Chaos in Ihrem Kopf Schritt für Schritt beseitigen.

Neben den folgenden Tipps können Sie vermeiden, negative Einflüsse zu erfahren. Vermeiden Sie gezielt den Blick in die Zeitungen und in die

Nachrichten. Stets wird von negativen Ereignissen berichtet, die Ihr Gemüt unbewusst verdüstern. Es ist bereits ein großer Schritt, diese Punkte zu meiden. Seien Sie zudem achtsam und schauen Sie, was die Störfaktoren in Ihrem Leben sind. Nehmen Sie die Gegenwart an, ohne zu werten. Lassen Sie negative Gedanken und Ereignisse ohne Wertung vorbeiziehen. Treten Sie als Beobachter_in in Ihr Leben und seien Sie geduldig mit Sich selbst. Wie Sie dies aktiv umsetzen können, verraten wir Ihnen in den kommenden Kapiteln dieses Ratgebers.

Die eigenen Gedanken gezielt kontrollieren

Wie bereits erwähnt wurde, ist es nicht möglich, die eigenen Gedanken gezielt abzuschalten. Es gibt einige Menschengruppen, die der Meinung sind, dass dies möglich sei. Dem ist jedoch nicht so. Es ist allerdings möglich, dass Sie Ihre Gedanken ein wenig steuern. Sie müssen Ihre Gedanken nicht unterdrücken oder gänzlich abschalten. Sie können beeinflussen, was Sie denken. Eine deutlich positivere Denkweise sorgt für ein wesentlich angenehmeres Lebensgefühl. Zudem wird psychischen Leiden und Depressionen gezielt entgegengewirkt.

Doch wie können Sie Ihre Gedanken gezielt beeinflussen? In diesem Kapitel erfahren Sie wertvolle Tipps und Übungen, die Ihr Leben bei aktiver Umsetzung bereichern werden. Lassen Sie Sich diesen erfolgreichen Wandel nicht entgehen und nehmen Sie Ihr Leben wieder selbst in die Hand. Auch die kleinsten Fortschritte bewirken große Erfolge. Zögern Sie nicht und beginnen Sie umgehend diese wundervolle Reise.

Dem Albtraum vorbeugen

Um nicht erst mit dem Ruminieren zu beginnen beziehungsweise die negativen Gedankengänge im Keim zu ersticken, gibt es einige Dinge, die Sie vermeiden sollten. So beugen Sie dem Gedankenchaos etwas aktiver vor und können Ihren Alltag angenehmer meistern.

Zunächst sollten Sie in Momenten des Grübelns keinesfalls in Selbstmitleid verfallen. Sobald Sie Sich selbst bemitleiden, haben Sie diese Runde verloren. Sie werden trauriger und trauriger und suchen angestrengt nach den Gründen Ihrer Zweifel. Denselben Effekt bringt das stetige Vergleichen mit anderen Menschen mit sich. Meiden Sie bestenfalls den Verkehr in sozialen Medien. Menschen stellen sich dort so vor, wie sie gern wären. Dies wirft ein falsches Bild auf die Mitmenschen. Machen Sie Sich frei von diesen Illusionen. Niemand führt dieses perfekte Leben, welches dort auf dem Silbertablett serviert wird.

Die Dinge auf Ihrer To-Do-Liste häufen sich? Sie sind wieder einmal bei einem Vorhaben gescheitert? Sie haben stets zu wenig Zeit? Ihr Privatleben ist quasi überhaupt nicht mehr präsent?

Menschen scheitern ab und an. Jeder Mensch! Lassen Sie Sich nicht hängen, nur weil eine Sache in Ihrem Leben nicht so glatt lief. Schöpfen Sie neue Energie und gehen Sie Schritt für Schritt die Dinge an, die erledigt werden müssen oder die Sie stören. Sollten sich die Dinge nicht ändern lassen, dann lernen Sie, damit umzugehen. Hören Sie auf, ständig zu werten. Sie werden merken, dass viele Dinge mit der richtigen Herangehensweise gar nicht so schlimm sind.

Was können Sie aus diesen Punkten mitnehmen?

Die Welt ist nicht immer rosig. Niemand führt ein perfektes Leben oder wird ausschließlich vom Glück verfolgt. Wichtig ist es, stets das positive in Situationen zu finden. So werden Sie auch deutlich mehr positive Dinge anziehen. Visualisieren Sie Sich zudem immer genau das Leben, welches Sie Sich für Sich wünschen. Sie haben dieses Leben verdient. Stellen Sie Sich jeden noch so kleinen Aspekt des zukünftigen Lebens vor. Umso öfter Sie Sich dieses Leben visualisieren, umso besser wissen Sie, was Sie dafür tun müssen, damit es zu Ihrer Realität wird. Stellen Sie Sich zudem nicht vor Gericht. Seien Sie Sich Ihr bester Freund/ Ihre beste Freundin. Sie stehen Sich selbst am nächsten. Seien Sie sanft.

So werden Sie zu einem positiven Denker

Wenn Sie positiver denken, dann wird Ihre Ausstrahlung auch deutlich freundlicher. Dies zieht nette Bekanntschaften und Chancen mit sich, die Sie voranbringen werden. Stets positiv zu denken ist jedoch alles andere als einfach, so viel steht fest.

Zurück zum Selbstvertrauen

Wenn sich Blockaden in Ihrem Kopf breitmachen, dann werden sie ausgebremst. Unser Gehirn weist eine logische sowie eine emotionale Hälfte auf. Wer kurz vor einem Vortrag steht, wird durch die emotionale Hälfte in ein Lampenfieber geraten. Der logische Teil weiß jedoch, dass es überhaupt keinen Grund gibt, aufgeregt zu sein. Dennoch werden wir nervös und würden uns in diesem Moment ziemlich gern in Luft auflösen. Dies geht manchmal sogar so weit, dass Menschen den Vortrag absagen und damit wertvolle Chancen verpassen. Wir werden ausgebremst und unsere Lebensqualität sinkt enorm.

Für Sie ist es nun wichtig, dass Sie Sich regelmäßig diesen Herausforderungen stellen. Dies kann Ihnen anfangs eine Menge Energie kosten. Mit der Zeit werden Sie jedoch bemerken, dass das alles gar nicht so schlimm ist. Ihre Komfortzone wird ausgebaut und Sie erlangen neues Selbstbewusstsein. Selbstbewusstsein, welches Sie benötigen, um ein erfülltes und erfolgreiches Leben Ihrer Träume kreieren zu können.

Nehmen Sie Sich vor, jeden Tag auch nur 1 Prozent besser zu sein. Sie steigern Sich kontinuierlich und wachsen über Sich hinaus, ohne dass Sie Sich dabei gänzlich überanstrengen. Begutachten Sie vor allem auch die kleinen täglichen Erfolge. Sie sind genauso wichtig wie die großen Erfolge.

Eine Portion Rationalität bitte!

Auch hier geht es um die zwei Hälften des Gehirns. Sie haben in emotionaler Sicht Angst davor, ausgelacht zu werden oder auch zu versagen. Ihre Ängste können auch ganz wo anders liegen. Wichtig ist jedoch, dass Sie Sich genau über diese Ängste bewusst werden. Holen Sie Sie in das logische Abteil Ihres Gehirns. Auf diesem Weg können Sie im Anschluss daran arbeiten und ergründen, worin die Angst genau vergraben liegt.

Ändern Sie Ihre Emotionen und Gedanken

Werden Sie Sich darüber bewusst, welche Gedanken und Überzeugungen dafür verantwortlich sind, dass Sie Ihr Ziel nicht erreichen oder stets in Grübeleien verfallen. Schreiben Sie die Dinge auf ein Stück Papier. Lassen Sie dabei keine Überzeugung aus. Auf einen zweiten Zettel schreiben

Sie nun die Überzeugungen, die Sie gerne hätten. Den ersten Zettel können Sie nun wegwerfen.

Lesen Sie Sich den zweiten Zettel täglich mehrfach laut vor. Unsere Gedanken funktionieren wie ein Muskel. Durch das routinierte Vorlesen trainieren wir uns. Sie können sie auf diesem Weg die Glaubenssätze Schritt für Schritt aneignen und gelangen somit zu positiveren Gedanken und Emotionen.

Raus aus der Komfortzone!

In dem Bereich der Komfortzone fühlen wir uns sicher und geborgen. Wir sind quasi unantastbar in diesem Bereich. Aus diesem Grund verlassen wir die Komfortzone auch so selten. Beste Beispiele für solche Komfortzonen sind langweilige Beziehungen, das ständige Bestellen desselben Gerichtes im Lieblingslokal oder auch der kontinuierliche Arbeitsweg, welcher unter keinen Umständen anders verlaufen darf. Die langweiligen Beziehungen werden aufrechterhalten. Dies liegt nicht daran, weil Menschen der Meinung sind, es würde sich etwas bessern. Vielmehr ist es die Bequemlichkeit, die solch eine Partnerschaft mit sich bringt. Würde die Beziehung aufgelöst werden, müssen viele Dinge geklärt werden, vor allem dann, wenn ein gemeinsamer Wohnraum präsent ist.

Vergleichbar ist die Komfortzone mit einer Art Käfig. Für die meisten Menschen ist es deutlich bequemer, in diesem Käfig gefangen zu sein, als wirr in der Welt herumzuirren. Zudem fällt die Größe des Käfigs von Person zu Person unterschiedlich aus. Bei einigen Menschen ist er enorm klein, sodass sie tagtäglich von ihm erdrückt werden. Dennoch verlassen sie ihn nicht, weil sie die Welt da draußen fürchten.

Um aus der Komfortzone auszubrechen, sollte der Kopf am besten einmal ausgeschalten werden. Hier bedarf es kleine Schritte. Bestellen Sie beispielsweise mal etwas komplett Neues in Ihrem Lieblingslokal. Oder nehmen Sie einen anderen Weg zur Arbeit. Sie werden unterwegs viele neue Dinge kennenlernen und entdecken. Zudem wird Ihre Komfortzone mit der Zeit merklich größer, ohne dass Sie dabei große Sprünge begehen müssen. Trainieren Sie Sich und Ihre Komfortzone und werden Sie auf diesem Weg ein deutlich glücklicherer und vielseitigerer Mensch. Der Ausbruch lohnt sich.

Erlebnisse erneut durchleben

Fokussieren Sie in diesem Schritt einen Zeitstrahl Ihres Lebens. Durchwandern Sie einzelne Ereignisse. Werfen Sie vor allem einen gezielten Blick in Ihre Kindheit. Welche Momente waren weniger schön? Wo hätten Sie gern anders gehandelt? Machen Sie Sich diese Aspekte bewusst und nehmen Sie die positiven Dinge mit in die Gegenwart.

Tipp:

Wichtig für diesen Schritt ist es, dass Sie Sich nicht für die Taten Ihrer Vergangenheit tadeln. Überlegen Sie ausschließlich, wie Sie besser gehandelt hätten. Nehmen Sie dieses Wissen mit in die Gegenwart und machen Sie daraus Ihre Zukunft.

Cheese!

Lächeln wirkt Wunder. Mit einem Lächeln wirken Sie nicht nur deutlich charismatischer auf andere Menschen. Wenn Sie viel Lächeln, wirkt sich das auch sehr positiv auf Ihre eigene Gemütslage aus. Interessant ist, dass einige Menschen stets schlecht gelaunt zu sein scheinen. Andere wiederum lächeln viel und wirken einfach glücklicher. Forscher haben herausgefunden, dass Menschen, die viel Lächeln, auch glücklicher sind. Das liegt allerdings nicht an den Menschen, sondern an dem Lächeln. Durch einen positiven Gesichtsausdruck werden Glückshormone ausgeschüttet. An den Gesichtsmuskeln werden vom Gehirn Informationen abgelesen, die das Gemüt des Menschen bestimmen. So können Sie Ihr Gehirn austricksen. Sehr bemerkenswert eigentlich!

Mit einem Lächeln können Sie Dinge also deutlich entspannter sehen und glücklicher durch Ihr Leben schreiten. Versuchen Sie doch einmal, in dem Moment des Grübelns zu lächeln. Ist es Ihnen in diesem Moment möglich, negative Gedanken zu denken? Das wird wohl eher schwierig. Falls

Sie also das nächste Mal im Gedankenkarussell sitzen, wenden Sie die Macht des Lächelns an. Auch Ihr Umfeld wird in Zukunft deutlich positiver auf Sie reagieren. Und die Bemühungen dafür sind so gut wie gar nicht spürbar.

Gezielt die Nachrichten dosieren

Unterbewusst lassen Sie tagtäglich Ihr Gemüt trüben. Mit Hilfe von Katastrophenmeldungen und anderen negativen Meldungen verschlechtern Sie Ihre Stimmung aktiv. Wie wäre es beispielsweise mit einer Nachrichtendiät?

Konzentrieren Sie Sich auf andere Dinge. Entfernen Sie Sich eine Weile von Nachrichten und negativen Meldungen und Sie werden merken, dass Sie deutlich angenehmer damit leben.

Das positive in Dingen suchen

Die Welt ist nicht immer nur schwarz oder weiß. Jede eher negative Situation kann auch etwas Gutes mit sich bringen. Und es sei nur jener Aspekt, dass Sie etwas daraus gelernt haben. Fehler können nun zu Lernfehlern werden. Hindernisse können Sie als Herausforderungen betrachten. Sie finden beispielsweise am Abend keinen Parkplatz mehr direkt vor der Tür? Betrachten Sie es positiv. Sie haben die Möglichkeit, noch etwas frische Luft zu atmen und einen kleinen Spaziergang zu machen. Bewegung ist gesund und sie bekommen auf diesem Weg den Kopf etwas freier.

Achtung:

Nicht immer kann etwas Positives gefunden werden. Wenn Sie gerade beispielsweise einen schmerzlichen Verlust erlitten haben, dann gibt es nicht wirklich etwas Gutes - außer die Person hat gelitten und wurde durch das Verlassen dieser Welt erlöst.

Von negativen Einflüssen distanzieren

Hören Sie auf, Sich als Opfer zu sehen. Lassen Sie auch jene Menschen hinter sich, die alles nur negativ sehen. Ihr Gemüt wird durch diese Menschen getrübt. Sie selbst sind der Durchschnitt der 5 engsten Menschen in Ihrem Leben. Sie selbst entscheiden, wie Sie gern wären. Haben Sie darunter einen chronischen Nörgler, so werden Sie vermutlich auch rasch zum Nörgeln neigen. Sind die Menschen jedoch gut gelaunt, so färbt dieser Gemütszustand auf Sie ab. Zudem könnten diese Menschen Sie stark motivieren und inspirieren.

Tipp:

Sind unter Ihren Freunden und Bekannten Menschen, die Sie ausschließlich als Opfer sehen, dann entfernen Sie Sie umgehend aus Ihrem Leben. Solche Menschen sind Gift für Ihr Gemüt. Begeben Sie Sich lieber in Gesellschaft mit Menschen, die Sie schätzen und aufbauen. So werden Sie nach und nach ein deutlich positiverer Mensch und kommen Ihren Zielen näher.

Die Macht des Dankbarkeitstagebuches

Tagebücher sind nur etwas für Kinder? Von wegen! Auch Sie könnten damit beginnen. Schreiben Sie alles auf, wofür Sie dankbar sind. Nehmen Sie Sich viel Zeit und bringen Sie auch die kleinen Dinge auf Papier. Sie werden erstaunt sein, wie viel es gibt, wofür Sie dankbar sein können. Immer wenn es Ihnen etwas schlechter geht, können Sie Ihr Tagebuch aufschlagen und darin lesen.

Tipp:

Schreiben Sie täglich etwas Positives auf, was Ihnen wiederfahren ist. So erhalten Sie auf Dauer einen völlig neuen Fokus auf Ihr Leben.

Loslassen lernen

Zum einen ist es wichtig, Dinge und Menschen loszulassen, die Ihnen nicht guttun. Zum anderen sollten Sie nicht ständig verlangen. Lösen Sie Sich von diesen Zwängen und Qualen, bevor sie Sie innerlich zerfressen. Ständig hechten Sie nur den schönsten Autos, den neuesten Klamotten und den tollsten Leuten nach. Dabei sind dies nicht die Dinge, die Sie zum Glücklichsein benötigen. Umso früher Sie das verinnerlichen, umso eher können Sie damit beginnen, ein glückliches und erfülltes Leben zu beginnen.

„Mentales Loslassen macht ausgeglichener und lässt uns in uns selbst ruhen, um mit den Wellen des Lebens richtig umzugehen."

- Master Han Shan

Wenn Sie nicht loslassen, könnten dies die Folgen sein:

- Schlafstörungen
- Gedankenkreisen/ Grübeln
- Konzentrations- sowie Merkfähigkeitsstörungen
- Wut- sowie Hassgefühle
- Selbstablehnung
- Depressionen
- Panikattacken
- Verleugnungsmuster
- Suchtverhalten
- Psychosomatische Störungen, wie beispielsweise Kopfschmerzen

Wenn Sie die Dinge in Ihrem Leben, die Ihnen nicht guttun, nicht loslassen, dann kann dies das Grübeln und andere negative Aspekte begünstigen. Es wird Zeit, endlich was an Ihrem Leben zu ändern. Beginnen Sie am besten sofort damit. Doch wie stellen Sie das eigentlich an?

Wer loslassen möchte, der muss zunächst akzeptieren. Beide Punkte stehen in einer engen Verbindung zueinander. Das Loslassen ist letztendlich eine reine Kopfsache. Erst wenn Sie den aktuellen Standpunkt akzeptieren, dann werden Sie auch in der Lage sein, diesen loszulassen und Dinge zu verändern. Erst wenn Sie Sich bewusst machen, dass Störfaktoren Ihr Leben behindern, können Sie diese auch aktiv beseitigen.

Vergeben lernen

Sich selbst und anderen zu vergeben ist nicht einfach. Es wird immer wieder auf die Goldwaage gelegt, was andere Menschen in der Vergangenheit getan haben. Viele Menschen stellen sich selbst in die Opferrolle. Vermutlich gehören auch Sie zu dieser Kategorie. Die ganzen Dinge, die andere verbockt haben und auch die Dinge, die Ihnen misslungen sind, geraten in eine enorme Gewichtung, die Sie komplett hemmt. Dabei sind dies alles Ereignisse, die sich in der Vergangenheit abgespielt haben. Dennoch werden sie immer wieder in die Gegenwart gerufen. Es handelt sich ausschließlich um Ereignisse, die geschehen sind, weil Menschen nicht frei von Fehlern sind. Sie haben an sich überhaupt keine Relevanz mehr. Dafür müssen Sie aber den Menschen und sich selbst zunächst vergeben, damit die momentan noch vorhandene Relevanz verfliegt.

Machen Sie Sich frei von negativen Gedanken. Überschütten Sie die Menschheit mit Vergebung und spüren Sie, wie Sie im Anschluss ein deutlich freieres Leben genießen können. Es ist nicht gut, stets in der Vergangenheit zu leben und die Dinge, die schief gelaufen sind, die bedauern. Beginnen Sie ein Leben in der Gegenwart und richten Sie Ihren Blick auf die Zukunft. Dann wird das Leben deutlich mehr Spaß machen und Ihnen ein völlig neues Lebensgefühl vermitteln. Zögern Sie nicht und versprühen Sie überall dort Vergebung, wo es angebracht ist. Vergessen Sie Sich selbst dabei keinesfalls.

Übung:

Machen Sie Sich zunächst eine Liste von all jenen Personen, denen Sie vergeben möchten oder denen Sie auch vergeben sollten. Vergessen Sie Sich auf dieser Liste nicht - schreiben Sie auch Sich selbst auf! Beginnen Sie nun, Inhalte zu kreieren. Schreiben Sie die Worte auf, die Sie an die Menschen richten möchten. Schreiben Sie ihnen Briefe oder kontaktieren Sie sie persönlich. Teilen Sie ihnen mit, dass Sie ihnen vergeben.

Achtung:

Wenn die Vergebung aus bestimmten Gründen nicht mehr persönlich stattfinden kann, dann schreiben Sie einen Brief und zünden Sie diesen an. So kommt er mehr oder weniger an und Sie können Sich frei davon machen.

Die innere Ruhe finden

Sie sind oft unruhig? Wirre Gedanken rauben Ihnen regelmäßig den kostbaren Schlaf? Wenn Ihre innere Ruhe quasi nicht vorhanden ist und Ihre Lebensqualität dadurch stark beeinträchtigt wird, dann ist es wichtig, zurück zu ihr zu finden. Innere Ruhe ist Gold wert. Sie löst Blockaden, mindert Stress und ermöglicht uns das Leben, welches wir uns wünschen. Mit mehr Ruhe können Sie Dinge deutlich gelassener angehen. Dies können unter anderem wichtige Termine oder nervenaufreibende Vorträge sein.

Oftmals scheint die innere Ruhe wie ein Märchen. In einigen Situationen scheint es schier unmöglich zu sein, Ruhe einkehren zu lassen. Gerade im Gedankenkarussell ist innere Ruhe ein komplettes Fremdwort. Im Folgenden erhalten Sie wertvolle Übungen, die es Ihnen in Zukunft ermöglichen werden, deutlich mehr Entspannung in Ihr Leben einkehren zu lassen. Wichtig ist, dass Sie die Übungen auch regelmäßig praktizieren, um die Erfolge spürbar zu machen. Bereits ein kleiner Schritt kann Ihnen ein deutlich besseres und gesunderes Leben ermöglichen. Lassen Sie diese Chance nicht verstreichen. Nehmen Sie Ihre Lebensqualität selbst in die Hand. Kommen wir nun zu den Übungen.

Das Powernapping

In einer Leistungsgesellschaft hat ein "Mittagsschläfchen" keinen Platz? Von wegen. Früher war es ganz normal, den eigenen Akku wieder aufzutanken. Heute herrscht Stress. Viele Menschen haben das Gefühl, wertvolle Zeit zu verlieren, wenn Sie einen Powernap einlegen. Sie gehören sicher auch zu dieser Kategorie, die keine Zeit verlieren möchte. Sie denken allerdings falsch. Wer Mittags ein kurzes Schläfchen einlegt, gewinnt sogar wertvolle Zeit. Im Anschluss arbeiten Menschen deutlich produktiver und können demnach auch mehr erledigen. Auch der Kopf funktioniert wieder besser. Probieren Sie es doch einmal aus.

Achtung:

Ein Powernap sollte nie länger als 20 Minuten dauern, da Sie ansonsten eher müde als produktiv erscheinen.

- Dauert lediglich 20 Minuten
- Erzielt große Wirkungen
- Sie werden wieder wesentlich konzentrierter
- Der Kurzschlaf dient als Schnellverarbeitungsprozess

Ein guter Vergleich ist ein Internetbrowser. Umso mehr Informationen vorhanden sind, umso langsamer wird das System. Wenn Sie einen kurzen Schlaf einbauen, können Informationen verarbeitet und Fenster geschlossen werden. Ein Browser ist auch deutlich schneller, wenn nur 10 statt der 20 Fenster geöffnet sind.

Die progressive Muskelrelaxion

Wussten Sie, dass Ihr Körper in enger Verbindung mit Ihrem Geist steht? Dies ist der Grund, wieso Sie bei körperlicher Anstrengung oftmals nicht klar denken können. Wenn der Kopf hingegen voll ist, dann fallen die körperlichen Leistungen auch meist schwächer aus.

Auf diesem Gebiet wird die Progressive Muskelrelaxion deutlich unterschätzt. Jeder Mensch sollte sich die Vorteile dieser Übung zu Eigen machen. Sie bietet deutlich mehr Entspannung und ein wesentlich besseres Körpergefühl. Doch wie funktioniert die PMR eigentlich?

In erster Instanz spannen Sie die Muskelpartien nach und nach an. Sie können bei den Händen beginnen, dann die Unterarme und die Oberarme dazu nehmen. Winkeln Sie Ihre Arme an und bauen Sie so viel Spannung wie möglich auf. Halten Sie die Spannung einige Sekunden und lassen Sie sie im Anschluss wieder schlagartig los. Machen Sie dies im Anschluss mit den weiteren Körperpartien, bis Sie letztendlich voll und ganz entspannt sind.

Wissenswert:

Einige Mediziner behaupten, dass die Progressive Muskelrelaxion auch bei Schlafproblemen behilflich sein kann. So ist das PMR deutlich effizienter als Schlaftabletten - und auf Dauer auch gesünder. Auch die Gefahr der Abhängigkeit fällt deutlich geringer aus.

Wichtig ist, dass Sie die Übung regelmäßig durchführen, um ein ideales Gefühl dafür zu erhalten. Übung ist der erste Schritt zur Besserung. Wenn Sie die Entspannungstechnik gut beherrschen, können Sie sie immer dann anwenden, wenn Sie merken, dass Sie verspannt sind oder gestresst. Von Vorteil ist jener Aspekt, dass Sie beispielsweise auch beim Warten an der Supermarktkasse Progressive Muskelrelaxionsübungen durchführen können. So sind Sie sehr flexibel, wenn Sie plötzlich Stress verspüren.

Ein weiterer Pluspunkt:

Das PMR ist hilfreich bei Herz-Kreislauf-Erkrankungen. Zudem kann es Ihren Blutdruck dauerhaft senken, Kopfschmerzen wie Migräne beseitigen und Rückenschmerzen lindern. Demnach ist die Progressive Muskelentspannung ein absoluter Geheimtipp für dauerhaft mehr Ruhe und Gelassenheit in Ihrem Leben. Nutzen Sie diese Möglichkeit!

Regelmäßiges Wellness

Wellness ist Balsam für die Seele. Der Alltag kann Ihnen sehr viel Nerven und Energie rauben. Oftmals wird Ihnen das nicht einmal so bewusst sein, außer Sie sind jemand, der mit Magenbeschwerden auf Stress reagiert. Wichtig ist es, dass Sie Sich und Ihrem Körper regelmäßig etwas Ruhe und Entspannung gönnen. Dazu müssen Sie Sich nicht zwingend eine teure Massage oder eine andere Form des Wellness buchen. Es reicht vollkommen, sich zu Hause ein Bad einzulassen oder in Ruhe ein gutes Buch zu lesen. Auch Musik kann auf den Körper wie Wellness wirken. Wichtig ist es, sich etwas Zeit zu gönnen und einfach einmal den Dingen nachzuhängen, die Sie zur Entspannung bringen.

Wellness sorgt dafür, dass die Alltagssorgen abgebaut werden. So lädt sich der Akku wieder auf und sorgt für neue Lebensenergie für den stressigen Alltag.

Sie sollten Sich mindestens einmal pro Woche ein wenig Entspannung gönnen. Bei Bedarf kann dies auch öfter sein. Wichtig ist, dass Sie Sich die Zeit auch wirklich nehmen und auf diesem Weg Ihre Akkus neu betanken.

Sport für mehr Entspannung im Alltag

Sport ist ein wahrer Geheimtipp für einen entspannten Alltag. Dies liegt nicht zuletzt an der Körper-Geist-Bindung, die bereits bei der Progressiven Muskelrelaxion erwähnt wurde. Der sportliche Ausgleich sorgt bei Ihnen für ein sanfteres Gemüt. Zudem werden Sie fitter und vitaler, wodurch Sie zusätzlich ein komplett anderes Lebensgefühl für Sich entdecken.

Die Vorteile von Sport:

- Sport strengt Sie an
- Sport wirkt wie ein Ventil und lässt die überschüssige negative Energie heraus
- Durch Sport wird Ihre Körper-Geist-Verbindung gestärkt
- Entspannung verlangt zunächst nach Anspannung
- Sport sorgt für einen deutlich freieren Kopf
- Durch Sport werden Sie glücklich und zufrieden
- Es wird ein Flow ermöglicht
- Sport fördert IHR Selbstbewusstsein
- Dank Sport gelangen SIE an IHRE Grenzen
- Das allgemeine Durchhaltevermögen wird trainiert

Vorteil:

Wenn Sie regelmäßig Sport machen, werden Sie deutlich seltener in Rage verfallen. Kochen die Emotionen doch einmal hoch, so werden Sie auch schneller wieder abkühlen. Die Entspannung ist also zum Greifen nahe - nichts wie rein in die Sportkleidung und los geht's!

Ausreichend Schlaf ist das oberste Gebot

Dieser Punkt ist wohl klar. Wer wenig schläft, ist unausgeglichen und deutlich rascher reizbar. Wer hingegen ausgeschlafen ist, strahlt vor Energie und kann deutlich mehr positive Aspekte mit sich bringen. Sie könnten denken, dass der Schlaf ausreichend ist. Wenn Sie jedoch täglich nur 6 Stunden schlafen, dann hat sich Ihr Körper an die verkürzten Schlafphasen zwar gewöhnt, es wirkt sich dennoch negativ auf Ihr Gemüt aus.

Tipp:

Optimale Schlafphasen liegen zwischen 7 und 9 Stunden.

Entscheidend ist es, dass Sie aber auch nicht länger als maximal 9 Stunden schlafen. Hier kann es ebenfalls passieren, dass Sie unausgeglichen sind und Ihr Körper nicht in Gang kommt. Versteifen Sie Sich aber auch nicht auf diesen Aspekt, da dies ansonsten ein erneuter Stressauslöser sein kann.

Sorgen Sie lediglich dafür, rechtzeitig ins Bett zu kommen. Verbannen Sie zudem jegliche elektronischen Geräte aus Ihrem Schlafzimmer, da dies regelrechte Schlafkiller sein können. Ihr Körper benötigt die Schlafphasen, um sich ausreichend zu regenerieren. Auch Ihr Unterbewusstsein verarbeitet in dieser Phase die kompletten Informationen des Tages. Halten Sie Sich diese Regeneration also nicht vor. Schlaf kann so schön sein.

Die Pflege der sozialen Kontakte

Menschen sind Rudeltiere. Menschen brauchen einfach Menschen. Vielleicht sehen Sie das anders und haben sich seit jeher allein durchgeschlagen. Mit anderen Menschen fällt alles allerdings deutlich einfacher. Und ganz ehrlich - es macht auch viel mehr Spaß. Gerade wenn Sie Probleme haben, ist es ratsam, mit anderen Menschen zu reden. Andere Menschen stellen einen großen Ruhepol in Ihrem Leben dar.

Wenn Sie nicht mit anderen Menschen über Ihre Gedanken reden möchten, dann können Sie zumindest für eine Zeit lang Ihre Sorgen vergessen. Zudem werden Sie sehen, dass auch andere Menschen Sorgen haben. Oftmals sind diese sogar schlimmer als die eigenen Sorgen.

Tipp:

Soziale Kontakte sind wichtiger als Geld und Karriere. Pflegen Sie diese also so gut es geht. Rennen Sie nicht den falschen Dingen hinterher. Die glücklichsten Momente sind jene, die mit den eigenen Freunden geteilt werden. Das Leid teilt sich - die Freude hingegen wird verdoppelt.

Was haben Haustiere mit einem entspannten Leben auf sich?

Für einige Menschen ist es beruhigend, wenn beispielsweise der Hund oder die Katze mit im Bett liegen. Die Wärme und Nähe bringt viel Ruhe in Ihr Leben. Zudem müssen Sie mit einem Hund regelmäßig raus. Die Bewegung und die frische Luft wird zusätzlich für deutlich mehr Entspannung in Ihrem Alltag sorgen.

Klar sind Kaninchen, Hamster, Vögel und Co. wohl eher weniger ein Ruhepol. Der Fokus in diesem Fall liegt bei Katzen und Hunden. Zudem können Sie in Ihrem Haustier einen treuen Freund finden. Hunde werden ja nicht umsonst als die besten Freunde des Menschen betitelt.

Konfrontieren Sie Sich

Wo Ihre Angst begraben liegt, da befindet sich auch Ihr Weg. Im Regelfall kostet Sie die Konfrontation mit dieser Sache die Entspannung. Wenn Sie Sich nun aber regelmäßig damit konfrontieren, wird sich die Anspannung in Entspannung verwandeln. Sie lösen störende Blockaden und vergrößern Ihre Komfortzone. Dies wird Ihre Lebensqualität enorm steigern - auch in diversen weiteren Lebensbereichen.

Tipp:

Ist die Konfrontation nicht möglich oder die Angst zu groß, dann zögern Sie nicht, nach Unterstützung zu verlangen. Es ist nichts Verwerfliches dran, auch mal nach Hilfe zu fragen und über die eigenen Ängste zu sprechen. Ganz im Gegenteil: Sie werden dadurch an Ihr Ziel kommen.

Die Macht der Meditation

Durch das Meditieren werden Sie Sich Schritt für Schritt selbst bewusst. Die ultimative Quelle an Energie und geistiger Gesundheit liegt in der Meditation. Probieren Sie auch einmal zu meditieren. Vielleicht entdecken Sie diese Option für Sich und lernen Sich auf diesem Weg auch ein wenig besser kennen. Viele Menschen haben die Meditation bereits für sich entdeckt und bauen sie in die tägliche Morgenroutine ein. So starten sie mit einem freien Kopf in den Tag.

Neben der Meditation ist auch die Achtsamkeit ein wichtiger Schritt. Werden Sie achtsamer, wo auch immer nur können. Würdigen Sie beispielsweise Ihr Essen, bevor Sie es essen. Wir schlingen häufig unsere Nahrung herunter und machen nebenbei diverse andere Dinge. Es wird zu wenig gekaut und der Magen muss diesen Fehler berichtigen. Werden Sie Sich wieder etwas bewusster. Fokussieren Sie beispielsweise Ihren ersten Bissen auf der Gabel. Wie sieht er aus? Wie ist seine Oberflächenbeschaffenheit? Nehmen Sie Sich etwas Zeit dafür. Genauso können Sie barfuß laufen und genau analysieren, wie es sich unter Ihren Füßen anfühlt.

Ein weiterer Tipp ist, dass Sie öfter in Sich hinein fühlen. Häufig bemerken wir uns erst, wenn wir Schmerzen haben. Fühlen Sie Sich auch einmal, wenn Sie Sich gut fühlen. Nehmen Sie Sich ausreichend Zeit dafür und erkunden Sie jede Ecke Ihres Körpers.

Ein deutlich bewussterer Lebensstil

Leben Sie bewusster. Erkennen Sie Ihre Stressfallen und umgehen Sie sie weitestgehend. Da Bewusstsein über Ihre persönlichen Stressauslöser ist

Gold wert. Vermeiden Sie Stress so gut es geht und meistern Sie auf diesem Weg andere Hürden in Ihrem Leben deutlich einfacher. In Kombination mit den Übungen aus Kapitel 8 werden Sie Ihr Leben komplett neu und nach Ihren Wünschen gestalten können. Viel Erfolg!

Übungen für einen freieren Kopf

Ein freier Kopf ist die Voraussetzung dafür, seine Ziele mit voller Kraft angehen zu können. Wenn Ihr Kopf blockiert ist, dann blockieren Sie komplett. Sie können nicht nur nicht mehr klar denken, sondern neigen auch bei zu starker Belastung dazu, gänzlich zu blockieren. Depressionen, Burnout und andere psychische Leiden können eintreten und verstärken den Drang, sich tagtäglich dem Grübeln zu widmen. Mit den folgenden Übungen können Sie gezielt Ihren Kopf freihalten oder zumindest aufkommenden Gedanken vorbeugen.

Übung 1 - Tief durchatmen

So einfach es auch klingt, so wirkungsvoll wird sie die Übung auf Sie auswirken. Fokussieren Sie für einige Minuten ausschließlich auf Ihre Atmung. Nehmen Sie einen tiefen Atemzug. Halten Sie nun die Atmung für wenige Sekunden aus und atmen dann langsam wieder auf. Achten Sie darauf, dass die Ausatmung etwas länger andauert, als Ihr Einatmen. Versteifen Sie Sich aber nicht zu sehr auf die korrekte Atemlänge. Wichtig ist, dass es sich für Sie gut anfühlt. Merken Sie nun, wie Schritt für Schritt mehr Entspannung in Ihren Körper und Ihren Kopf einkehrt?

Übung 2 - Schreiben Sie einfach mal Etwas auf

Diesen Tipp haben Sie sicher schon einmal gehört, aber vermutlich noch nie angewandt. Dabei kann es so hilfreich sein, die Dinge, die Ihnen im Kopf herumschwirren, einfach einmal zu Papier zu bringen. Was bedrückt Sie? Welche Erledigungen stehen noch an?

Letztendlich haben Sie alle wichtigen Gedanken auf einem Stück Papier. So müssen Sie Sich nicht alles merken und Ihr Kopf kann ein wenig abschalten.

Übung 3 - Trennen Sie Wichtig von unwichtigen Dingen

Nehmen Sie Sich in erster Instanz etwas Zeit und überlegen Sie Sich, was für Sie in Ihrem Leben wichtig ist. Vergessen Sie hierbei auch die berufliche Perspektive nicht. Schreiben Sie die Dinge zu Papier.

In den meisten Fällen widmen Sie Sich vermutlich zu vielen unwichtigen Dingen. Erst am Ende wenden Sie Sich den wirklich wichtigen Sachen zu oder kommen im Endeffekt nie dazu. Machen Sie Sich klar, was unwichtig ist und legen Sie Ihren Fokus auf die relevanten Dinge in Ihrem Leben. So wird Ihr Kopf auch deutlich freier und Sie hechten nicht mehr einer Verpflichtung nach der anderen nach.

Übung 4 - Geben Sie auch einmal Aufgaben ab

Sie müssen nicht die ganze Last der Welt auf Ihre Schultern nehmen. Ihnen wird dieser Schritt besonders schwerfallen, wenn Sie zu jener Spezies gehören, die gern alle Aufgaben selbst erledigen möchten. Doch gerade mit dem Abgeben von einigen Aufgaben kann der Kopf deutlich freier werden.

Sie müssen nicht alle Aufgaben abgeben. Suchen Sie einige kleinere Aufgaben ab, welche auch andere Menschen erledigen können oder mit denen Sie vielleicht auch gar nicht so viel zu tun haben. Nun können Sie Ihre wichtigen Aufgaben deutlich besser fokussieren und gezielter abarbeiten.

Übung 5 - Etwas spazieren gehen

Ein Spaziergang an der frischen Luft ist wohl eines der besten Beruhigungsmittel. Der Vorteil dabei ist, dass er sogar gesund ist und keinerlei Nebenwirkungen bereithält. Außer Sie gehen bei Regen spazieren und holen Sich eine Erkältung.

Ein Spaziergang sorgt für frischen Sauerstoff im Gehirn, reduziert Stress und macht den Kopf Schritt für Schritt freier. Vor allem am Abend ist ein Spaziergang sehr zu empfehlen, damit Sie Ihre Gedanken sammeln und sortieren können.

Übung 6 - Etwas weniger vornehmen

Jeder Mensch nimmt sich gefühlt einfach zu viel vor und hat am Ende des Tages meist keine einzige Sache davon erledigt. Machen Sie Sich täglich eine Liste, was Sie erledigen wollen und auch müssen. Streichen Sie nun die Dinge durch, die überhaupt keine Relevanz haben. Nehmen Sie Sich letztendlich weniger vor und machen dafür die Dinge gewissenhafter, die wirklich auf der Liste stehen. Auf diesem Weg haben Sie Erfolgserlebnisse und tadeln Sich abends im Gedankenkarussell nicht dafür, dass Sie nichts geschafft hätten.

Übung 7 - Ausreichend Schlaf

Dieser Tipp wurde bereits angesprochen und ist sehr wichtig für einen klaren Kopf. Im Schlaf werden die ganzen Informationen des Tages verarbeitet. Wenn sie immer nur in der Warteschlange stehen, werden Sie keinesfalls klar denken können. Also vergessen Sie nicht, dass Sie täglich mindestens 7 Stunden schlafen sollten.

Übung 8 - Weniger Fernsehen

Die meisten Menschen freuen sich abends lediglich auf ihr Sofa und den Fernseher. Viele Menschen sind der Meinung, vor der Glotze endlich abschalten zu können. Hier ist jedoch das Gegenteil der Fall. Das Gehirn wird etlichen Reizen ausgesetzt und kann auf diesem Weg definitiv nicht abschalten.

Greifen Sie doch öfter einmal zu einem guten Buch. Sie müssen den Fernseher ja nicht komplett auslassen. Wichtig ist es, die Einflüsse zu reduzieren und auch einmal gezielt nach Alternativen zu suchen. So kann Ihr Kopf wirklich frei werden.

Übung 9 - Werden Sie langsamer

Werden Sie langsamer. Das mag zwar etwas bizarr klingen, doch machen Sie bewusst einmal ein paar Dinge langsamer. Gehen und sprechen Sie langsamer. Nehmen Sie Sich Zeit für Ihre Aktivitäten. Diese Übung mag sich anfangs komisch anfühlen, jedoch werden Sie deutlich mehr Ruhe in Ihr Inneres bringen. Machen Sie die Übung immer dann, wenn Sie möchten. Bestimmen Sie das Tempo Ihres Lebens und hetzen Sie nicht nur durch die Welt. Dadurch könnten Sie viele schöne Dinge übersehen.

Übung 10 - Räumen Sie auf

Natürlich ist hier nicht nur der Frühjahrsputz gemeint. Wenn der Kopf mal wieder zu voll ist, dann können Sie es einmal mit Aufräumen probieren. Es wirkt beruhigend und Sie bekommen den Kopf frei. Zudem wirkt ein chaotischer Arbeitsplatz oder Schlafplatz eher aufwühlend. So erzielen Sie einen Doppeleffekt mit der Aufräumaktion. Probieren Sie es doch einmal aus.

Beispiel:

Menschen, die in einem unordentlichen Zuhause leben, wirken meist aufgewühlt. Gerade Menschen, die zum Messitum neige, sind nicht zufrieden. Das liegt daran, dass sie die Unruhe auf das eigene Gemüt auswirkt. Wer regelmäßig aufräumt, wird bemerken, dass sich dadurch auch das eigene seelische Wohlbefinden verbessert.

Übung 11 - Stopp

Wenn die Gedanken dennoch kreisen, dann sagen Sie ihnen gezielt "Stopp". Sagen Sie Sich immer, wenn Sie merken, dass Sie wieder in das Grübeln geraten dieses Wort. Ihre Gedanken werden sich beenden und Sie können Sich anderen Dingen widmen. Klappt diese Übung nicht, so versuchen Sie es mit etwas Ablenkung. Auch dies kann für einen freien Kopf sorgen.

Übung 12 - Sich richtig aussprechen

Manchmal kann ein offenes Gespräch mit dem Partner, der Familie oder den Freunden helfen, unnötige Lasten abzuladen. Das hat nichts damit zu tun, jemanden mit seinen Problemen zu nerven. Es ist nur ein Gespräch, wo Sie Sich mal richtig öffnen und Ihren Kopf leer bekommen können. Meistens bekommen Sie dadurch gute Tipps, die dem Gesprächspartner in einer solchen Situation geholfen haben.

Achtsamkeitsübungen für ein deutlich besseres Bewusstsein

Wer achtsam lebt, der lebt gut. Dies ist eine buddhistische Überzeugung, die aber auch genauso auf uns anwendbar ist. Wenn Sie deutlich achtsamer durch Ihr Leben schreiten und den Fokus auf viele verschiedene Dinge richten, vor allem auch häufig auf Sich selbst, dann werden Sie auch deutlich besser reagieren können. Sie können sogar Schmerzen bekämpfen und Ihr Immunsystem auf diesem Weg stärken. Nutzen Sie also die Chance und werden Tag für Tag ein wenig achtsamer.

Je achtsamer Sie werden, desto:

- weniger stressanfällig werden Sie sein
- besser werden Sie Ihre Gedanken und Gefühle wahrnehmen können
- produktiver und fokussierter sind Sie im Alltag
- mehr Einfluss werden Sie auf Ihr Leben haben
- konzentrierter werden Sie sein
- ruhiger werden Sie
- effektiver arbeitet Ihr Körper gegen Schmerzen
- schneller tritt der Heilungsprozess ein
- gelassener werden Sie im Alltag
- niedriger wird auch Ihr Bluthochdruck sein

Der Körper-Scan

Setzen Sie Sich für diese Übung auf einen Stuhl. Diese Übung ähnelt der Atemübung aus der Meditationstechnik. Sie ist genauso mit Ihren Körperteilen anwendbar. Achten Sie darauf, dass Ihre Wirbelsäule beim Sitzen vollkommen gerade ist. Nun fühlen Sie nacheinander in Ihre Körperteile hinein. Scannen Sie Ihren Körper mental von Kopf bis Fuß. Achten

Sie zwingend auf Ihre Körperhaltung. Wie fühlt sie sich an? Sind die einzelnen Körperteile entspannt?

Die eigenen Sinne schärfen

Fokussieren Sie Sich auf den gegenwärtigen Moment. Beenden Sie hierfür jegliche Aktivitäten. Aktivieren Sie nun Ihre Sinne. Achten Sie genau darauf, was Sie sehen, hören, fühlen, schmecken und riechen. Werfen Sie nun einen Blick auf Ihre Gedanken, werten Sie jedoch nicht über sie.

Mit dieser Technik lernen Sie, deutlich achtsamer durch Ihr Leben zu schreiten. Ihre Sinne sind sehr wichtig. Ohne Sie würden Sie die Welt überhaupt nicht wahrnehmen können. Schärfen Sie sie und bekommen Sie auf diesem Weg deutlich mehr von Sich selbst und Ihrer Umwelt mit.

Schlusswort

Wenn Sie der Mensch sind, der viel grübelt, dann ist Ihr Risiko sehr hoch, an einer Depression zu erkranken. Beugen Sie dem vor, solange es noch möglich ist. Versinken Sie nicht in Selbstmitleid und ewigen Zweifeln. Arbeiten Sie aktiv gegen die Gedankengänge an, welche Ihnen tagtäglich die Kraft und den Schlaf rauben.

Praktizieren Sie die Übungen, die dieser Ratgeber bietet und merken Sie, wie Sie Schritt für Schritt wieder zu Sich und dem gewünschten Leben kommen. Ein Leben, welches Sie verdient haben. Ein Leben, welches Sie Sich nehmen können, wann immer Sie möchten. Nehmen Sie Ihr Glück in die eigenen Hände und werden Sie zu einem deutlich positiveren und erfolgreicheren Menschen.

„Tu zuerst das Notwendige, dann das Mögliche, und plötzlich schaffst du das Unmögliche"

- Franz von Assisi

Ihr

Marc Netzer

„Tschüss, ich werde mal positiv“

Wie Sie glücklich und zufrieden leben

Alexandra Josephine Südlauer-Heyer

1. Auflage

2020

Vorwort

Liebe Leserin,

Lieber Leser,

immer wieder stellen wir Menschen uns die Frage, warum, wieso und weshalb so manches im Leben rund läuft und manches eben nicht. Es gibt die geborenen Pessimisten und die geborenen Optimisten, aber ein gesunder Mix aus beiden - das müssen wir selbst erlernen. Dies geschieht durch die Erfahrungen, die wir in unserem Leben sammeln. Wir gleichen also das Vergangene mit der jetzigen Situation ab und bewerten es dementsprechend!

Egal, ob der Pessimist oder der Optimist - wir sind stets auf der Suche nach dem dauerhaften Glück. Ein Zustand, der auf Dauer krankmacht, da er niemals erreicht werden kann.

Deshalb möchte ich Ihnen mit meinem Buch - als eine Art Navigationssystem - zur Seite stehen und Ihnen zeigen, wie Sie persönlich Ihr eigenes Glück und die damit zufriedenen und positiven Gedanken erreichen.

Genießen Sie die gemeinsame Reise mit mir und ich wünsche Ihnen viel Freude beim Lesen und Umsetzen der einzelnen „Routen"!

Glück als Geburtsrecht

Glück sollte ein Geburtsrecht eines jeden Menschen sein. Doch viele Menschen leiden in der heutigen Gesellschaft unter negativen Gedankenstrukturen, welche bedauerlicherweise zur Gewohnheit werden.

Durch den ständigen Leistungsdruck erschwert es sich, mit positiven Gedanken an Problematiken heranzutreten. Leider schränkt dies die Lebensqualität auf Dauer erheblich ein und das Resultat davon ist Gehässigkeit, Pessimismus und sind eventuell auch Depressionen. Sehr viele Möglichkeiten und Chancen bleiben dadurch auf der Strecke. Allein gesundheitlich kann es erhebliche Folgen für den Menschen haben.

Haben wir alles was wir brauchen, so sehen wir es als selbstverständlich an und fokussieren uns auf die Dinge, die wir NICHT haben.

Grundbedürfnisse wie: Essen, Trinken, ein Dach über dem Kopf oder stabile Verhältnisse in der Familie werden als absolut selbstverständlich angesehen. Wir schätzen die Dinge nicht, die wir haben und sehen nicht, wie gut es uns geht.

In einer Leistungsgesellschaft, in der es nur darum geht, besser, schneller oder attraktiver zu sein, ist das auch kein Wunder. Von allen Seiten erreicht uns die Nachricht, dass wir uns noch mehr ins Zeug legen müssen. Der berufliche und private Druck steigt ins Unermessliche. Wie soll man da noch dankbar sein, für die Dinge, die einen bereits umgeben und zufrieden stellen?

Genau hier ist der Denkfehler, der bei den meisten Menschen im Kopf sitzt. Die Arbeitsweise und die Arbeitsqualität hängt nämlich absolut von der Gefühlslage des Menschen ab. Fühlen wir uns also schlecht, werden die Resultate der Arbeit ebenfalls nicht zufriedenstellend.

Es gilt also dem entgegenzusteuern. Nun ist der Mensch allerdings so gestrickt, dass er sich nur an die negativen Dinge der vergangenen Tage erinnert. Das Gehirn fokussiert sich also automatisch auf Ereignisse der negativen Art. Dies diente unseren Vorfahren als Schutzmechanismus zum Überleben.

In unserer heutigen Zeit wird dieser Schutzmechanismus allerdings häufiger ausgelöst als nötig. Beispielsweise, wenn wir an ein zukünftiges Vorstellungsgespräch denken oder, dass wir die Stromrechnung noch zahlen müssen. Negativbehaftete Gedanken verfolgen uns den ganzen Tag, sodass Eigeninitiative gezeigt werden muss, um diesen negativen Gedanken in Zukunft den Garaus zu machen. Es gilt, schlechte Gewohnheiten zu eliminieren und durch Dinge zu ersetzen, die positive Assoziationen wecken. Ziel ist es, aus der negativen Gedankenspirale bewusst ausbrechen zu wollen.

Geschehnisse sind erst einmal neutral. Wir, als Personen bewerten sie erst als positiv oder negativ. Dies muss man sich bewusstmachen, um seine Gedanken neu zu programmieren.

Das Unterbewusstsein des Menschen spielt eine entscheidende Rolle. Denn, was wir glauben ist nichts Anderes, als was wir denken. Was immer wir also erleben und tun - alle Ereignisse und Verhaltensstrukturen, sind Reaktionen des Unterbewusstseins auf die Gedanken. Der Gedanke ist der Grundbaustein der Tat. Geschehnisse sind also Reaktionen von dem Unterbewusstsein auf die vorhandenen Gedankenstrukturen.

Der Glaube an sich selbst ist hier das stärkste Instrument, um negative Gedanken wie: „Das schaff' ich sowieso nicht!" aus dem Gehirn zu verdrängen. Der Mensch ist ein Gewohnheitstier. Je öfter sie sich also zum Positiven stimmen - zum Beispiel durch positive Selbstaffirmation -desto mehr werden sie sich daran gewöhnen! Statt also zu sich selbst zu sagen: „Das schaff' ich sowieso nicht", sollten sie sich immer wieder selbst ins Gehirn rufen: „Das schaff' ich mit links!". Auch, wenn Sie selbst noch nicht daran glauben, wird ihr Gehirn sich positiv darauf einstellen und Sie erreichen ein besseres Ergebnis. Die Fähigkeit des positiven Denkens ist also für jeden erlernbar!

Der Umgang mit sich selbst

Viel zu häufig machen wir unser eigenes Befinden von äußeren Umständen abhängig. So brauchen wir ständig Bestätigung von der Familie, Freunden oder vom Chef, um dafür berechtigt zu sein sich gut zu fühlen. Dieser Irrtum ist fest in uns verankert. Unsere Leistungen werden jedoch nicht oder nur wenig anerkannt, wenn wir sie nicht selbst anerkennen. Die Muster, mit denen wir in jungen Jahren aufgewachsen sind, übernehmen wir mit den Jahren. Irgendwann lernen wir diese Muster bewusst zu selektieren. Als Kind passen wir uns der Umgebung zwingend an. Wir übernehmen genau die Muster, die uns vorgelebt werden und hinterfragen erst gar nicht, ob sie für uns sinnvoll sind.

Glück hängt aber weniger von den äußeren Umständen ab, sondern, wie wir diese interpretieren. In diesem Sinne hat also jeder Mensch die Möglichkeit glücklicher zu werden. Es liegt nämlich daran, wie man die Situationen für sich selbst interpretiert. Glück ist also nicht davon abhängig, wie beliebt man ist oder wie viele Besitztümer man hat. Selbst, wenn man nur über geringe Mittel verfügt und nie reich oder beliebt wird, kann man glücklich sein. Diese Erkenntnis ist essentiell für Zufriedenheit im Leben. Zahlreiche Studien beweisen, dass Menschen durch kleine Veränderungen ihrer Einstellungen und Gewohnheiten glücklicher werden.

Wie bereits erwähnt, ist der Gedanke der Grundbaustein für die Tat. Wenn wir uns also positive Gedanken hervorrufen, werden wir dementsprechend handeln. Schwirrt in dem Kopf dagegen nur der Gedanke zu versagen, so werden wir uns schwer tun überhaupt mit etwas zu beginnen. Hier also der erste Leitsatz:

„Ich achte auf mein Denken und wähle bewusst positive Gedanken!“

›n Negativem fernhalten!

… ich betonen, negative Emotionen nicht komplett zu … haben ebenfalls eine wichtige Funktion und können uns … etwas hinweisen oder vor etwas warnen. Sie signalisieren, dass etwas nicht ganz so rund läuft und können uns vor Schlimmerem bewahren. Deshalb sollte man sie nicht komplett ausschließen, sondern ebenfalls registrieren und hinterfragen.

Generell gilt es, sich von Negativität fern zu halten. Stellen Sie sich vor, ihre Gedanken wären ein mit Wasser gefülltes Glas. Wenn wir nun Negativität in Form von einem Schluck Cola in das Glas hineinschütten, so wird sich das Wasser dunkel verfärben. Je mehr Cola wir hineingeben, desto dunkler wird der Glasinhalt. Wir benötigen eine Menge Wasser, um den Inhalt des Glases wieder klar zu bekommen. Symbolisch gesehen steht das Wasser für positive Gedanken. Je mehr negative Gedanken uns also erreichen, desto mehr sind wir dazu geneigt, negative Gedankenstrukturen zu entwickeln. Genauso verhält es sich mit positiven Gedanken.

Natürlich gibt es auch negative Menschen, bei denen eine korrekte Umgangsweise erforderlich ist, um mit diesen Menschen umzugehen. Der cholerische Chef und/ oder der phlegmatische Mitarbeiter, der allein durch seine Anwesenheit schon die eigene Energie saugt. Andere negative und schwierige Personen sind in unserem Alltag allgegenwärtig und meistens auch unvermeidbar.

Hierzu gehören ebenfalls Personen, die sich ständig über alles beklagen müssen. Ob das Wetter zu kalt oder zu warm ist, der Kaffee heute nicht schmeckt oder der Fernseher des Nachbarn zu laut gestellt ist. Immerzu betonen sie die negativen Faktoren ihres Lebens und fokussieren sich regelrecht darauf. Selbst, wenn es durchaus positive Ereignisse gibt, stürzen sie sich mit Vorliebe auf das Negative, was das Ereignis mit sich bringt. Hier gilt es Vorsicht zu bewahren, denn negative Gedanken können durchaus auf Sie abfärben und Ihnen die Energie rauben. Der Schlüssel zu positivem Denken liegt genau in der gegenteiligen Verhaltensweise. Es funktioniert glücklicherweise auch umgekehrt. Rufen wir uns immer wieder täglich die positiven Aspekte vor Augen, führt es dazu, dass wir uns gut fühlen, da für die negativen Gedanken kein Platz mehr ist. Wir werden uns besser fühlen und mit einem positiven Mindset an unsere täglichen Aufgaben gehen, was zur Folge hat, dass wir bessere Ergebnisse erzielen und den Erfolg ordentlich genießen können.

Positives Denken ist also eine Sache der Gewohnheit.

Fokus

Wenn man positiv denkt, erzielt man besser Ergebnisse im Leben und ist durchweg zufriedener. Es gilt mit Situationen besser umzugehen. Negatives Denken schadet einem selbst. Dies muss man erst einmal verinnerlichen.

Wichtig ist, sich nicht einfach krampfhaft etwas einzureden - nach dem Motto: „Alles wird gut". Positives Denken ist eine Entscheidung. Man entscheidet sich, dass die Energie in eine positive und aufbauende Richtung fließt. Hier wieder ein Leitsatz:

„Where the focus goes, energy flows!"

Übersetzt bedeutet es: Wo du deinen Fokus hinlegst, da wird Energie fließen.

In diesem Spruch steckt sehr viel Kraft und Wahrheit. Dieser Satz bringt es ziemlich auf den Punkt. Wenn wir also unseren Fokus auf Positives legen, wird auch positive Energie fließen. Anstatt sich selbst also ständig zu bemitleiden, sollte man sich auf die Lösung des Problems fokussieren. Anstatt aufzuzählen, was alles schiefgelaufen ist, sollte man sich darauf konzentrieren, das Gute in einer Situation zu sehen und dadurch Kraft zu schöpfen, das Problem anzugehen. Das Wichtigste ist also, wo der eigene Fokus liegt.

Vielen ist es nicht bewusst, dass sie den falschen Weg gehen. Sie glauben, man muss nur lange genug über ein Problem nachdenken, um zu dessen Lösung zu kommen.

Ist Ihnen schon einmal folgende Situation passiert?

Sie hören negative Dinge, die jemand über Sie gesagt haben soll. Sie reimen sich etwas darauf zusammen und fokussieren sich darauf. Das Resultat davon sind Gefühle, wie Ärger oder Wut. Einige Tage später erfahren Sie allerdings, dass da überhaupt nichts Wahres dran war. Man hat sich allerdings dennoch schlecht gefühlt.

Wir fühlen also das, worauf wir uns fokussieren. Ob es nun falsch oder richtig ist, spielt in dem Fall keine Rolle. Das Gefühl ist das Gleiche.

Diese Arbeit mit dem Fokus ist ein unheimlich wichtiges Werkzeug, um positiv zu denken. Man redet sich also nicht irgendwelche positiven Mantras ein, sondern steuert seinen Fokus gezielt in eine positive Richtung. Man muss bedenken, dass man seine Emotionen selbst erschafft. Man ist selbst dafür verantwortlich, wie es im eigenen Inneren aussieht. Nutzen Sie die Arbeit mit dem Fokus zu ihrem Vorteil! Sie haben jeden Tag die Macht darüber, wohin Ihr Fokus geht. Ob Sie sich über eine Situation aufregen oder ob Sie darüber lachen.

Konzentrieren Sie sich auf etwas Trauriges oder Beängstigendes, so werden Sie sich dementsprechend fühlen. Fokussieren Sie sich allerdings auf ein spannendes Erlebnis, werden Sie spüren wie Ihr Herz zu schlagen beginnt. Unser Gehirn kann nicht zwischen Vorstellung und Erlebnis unterscheiden. Wir werden die selbigen Gefühle haben.

Für den Alltag gibt es einige Tipps zur Umsetzung.

Achten Sie auf ein positives Umfeld! Das Umfeld sollte einen positiven Einfluss auf Sie haben. Es gibt eine Weisheit, die besagt, dass man der Durchschnitt aus den fünf engsten Mitmenschen ist. Das Umfeld hat einen massiven Einfluss auf das eigene Leben. Aufgrund dessen, sollte man sich von den Mitmenschen, die einen runterziehen und emotional in eine negative Richtung ziehen, trennen oder zumindest distanzieren. Sie werden es nicht vollkommen vermeiden können, sich von diesen Menschen fern zu halten. Einige können durchaus gute Menschen sein. Allerdings haben ihre Einstellungen keinen positiven, aufbauenden Effekt auf Sie und es wird Sie nicht weiterbringen.

Medien können Sie ebenso negativ beeinflussen. Wenn Sie sich den ganzen Tag nur Nachrichten ansehen, in denen ausschließlich negative Ereignisse berichtet werden, dann werden Sie negative Emotionen entwickeln. Achten Sie also darauf, mit wem Sie Ihre Zeit verbringen und, welche Medien Sie am Tag konsumieren.

Dankbarkeit ist ein weiteres mächtiges Instrument. Es empfiehlt sich, direkt beim Einstieg in den Tag damit zu beginnen. Versuchen Sie, die Dinge aufzuzählen für die Sie dankbar sind. Probieren Sie wirklich intensiv fünf bis zehn Minuten lang an die Dinge zu denken, die Sie schätzen, auch, wenn sie zur Selbstverständlichkeit geworden sind. Viele Menschen beten für die Dinge, die für Sie längst selbstverständlich geworden sind. Direkt nach dem Aufstehen richten Sie Ihren Fokus auf das Positive und das versetzt Sie in einen Zustand von Reichtum und Positivität. Diesen Vorgang sollten Sie am Abend wiederholen, um eine Routine zu entwickeln. Was ist an diesem Tag gut gelaufen? Wofür bin ich heute dankbar?

Wie zum Beispiel im Straßenverkehr: Erst, wenn man einen Unfall sieht, ist man dankbar dafür, dass einem das selbst nicht widerfahren ist. Machen sie es sich bewusst. Nutzen Sie die Dankbarkeit!

Ein weiterer nützlicher Tipp ist, die Dinge zu proportionieren. Man sollte bedenken, dass alles, was im Leben passiert, im Grunde genommen keine Bedeutung hat. Alles ist von Natur aus neutral. Ein Stau ist letzten Endes nur eine Ansammlung von Autos. Regen ist nur kondensiertes Wasser, was vom Himmel fällt. Eine rote Ampel ist im Großen und Ganzen nur eine Lampe, die rot leuchtet. Was nicht bedeuten soll, dass sie nun jede rote Ampel überfahren und den Regeln in der Gesellschaft keine Bedeutung mehr schenken sollen.

Wir geben den Dingen erst eine positive oder negative Bedeutung. Allein durch diese Sichtweise kommen Sie in eine Position, wo Sie die Kontrolle über Ihre Gefühle haben und nicht die Gefühle über Sie. So kann man viele unnötige Emotionen, die Energie kosten, eliminieren. Sie können nicht entscheiden, was in Ihrem Leben passiert. Sie können aber durchaus entscheiden, was es für Sie bedeutet.

Hier noch ein kleiner Tipp, den Sie sofort umsetzen können:

Stellen Sie sich einen Wecker, der Sie mehrere Male am Tag daran erinnert, mal inne zu halten und ihren Fokus zu checken. Sie sollten sich bewusstmachen, woran Sie gerade denken und wohin dieses Denken führt. Mit welchen Emotionen ist dieses Denken verbunden? Nicht, um direkt aggressiv gegenzusteuern, sondern um sich einfach bewusst zu machen, was in Ihnen vorgeht und, wie dieser innere Dialog aussieht. Vielen ist nämlich überhaupt nicht bewusst, was wir am Tag denken oder in welche Richtung die Gedanken gehen. Das Resultat davon ist, dass Sie sich nicht erklären können, warum es Ihnen so mies geht, da Sie nicht wissen, welche Gedankenkette Sie zu den negativen Gedankenstrukturen und Emotionen geführt hat. Je öfter Sie es sich bewusstmachen, desto achtsamer werden Sie gegenüber Ihrem inneren Dialog und können ihn gegebenenfalls vorzeitig abfangen und in eine positive Richtung lenken.

Realität akzeptieren!

Natürlich gibt es Meinungen, die sagen, dass es besser ist realistisch zu denken und negative Ereignisse auch als solche wahrzunehmen. Dies ist auch vollkommen korrekt. Positives Denken kann sich durchaus negativ auswirken, wenn man krampfhaft versucht, etwas wahrhaben zu wollen, was nicht existiert. Es gilt allerdings nicht, mit positivem Denken irgendetwas zu überspielen. Es ist wichtig, die Situation komplett wahrzunehmen und zu akzeptieren. Und zwar genau so, wie sie ist. Erst, wenn dies getan ist, wird das Augenmerk auf die positiven Aspekte gelegt. Genau das unterscheidet einen Optimisten von einem Pessimisten. Der Pessimist betont ständig die negativen Aspekte der Situation, was zu einer Negativspirale führt.

Die Realität muss komplett akzeptiert werden. Das ist äußerst wichtig, denn wer die Realität nicht akzeptiert, der ist auch nicht in der Lage sie zu verändern. Erst die Wahrnehmung der Situation eröffnet die Möglichkeit, sie in einem positiven Licht zu sehen und anschließend zu handeln. Die Realität ist, wie sie ist und muss auch so wahrgenommen werden. Erst von diesem Standpunkt aus, sind wir in der Lage zu entscheiden, wie wir die Situation interpretieren. Sie sollten sich bei jeder Situation ganz bewusst die Frage stellen:

- Welche positiven Aspekte verbergen sich hinter der Situation?
- Welche Erfahrung ziehe ich aus dieser Situation?
- Welche Vorteile ergeben sich eventuell?

Durch diese Fragen wird der Fokus auf das Positive gelenkt. Durch Übung wird dies automatisch zur Gewohnheit. Bei jeder negativen Situation müssen die positiven Aspekte beleuchtet werden. Möglicherweise ergibt sich zum späteren Zeitpunkt ein Vorteil aus einer negativen Situation. Positives Denken wird nicht die Situation verändern - es wird allerdings die Gefühlslage ändern. Es beeinflusst, mit wie viel Energie wir eine neue Situation angehen und wohin unser Weg uns führt. Aus positiven Gedanken schöpfen wir viel mehr Energie, als von negativen Gedanken. Deshalb sollten alle Menschen sich angewöhnen, immer das Positive in einer Situation sehen. Auch, wenn das abgedroschen klingen mag. An der allgemeinen Situation lässt sich nur in ihrer Gedankenwelt etwas ändern. Also machen Sie davon Gebrauch und erschaffen Sie Ihre eigene kleine, positive Gedankenwelt.

Entwicklung

Wer kennt es nicht: Egal, wieviel Gutes passiert - wenn etwas Schlechtes passiert, zieht es alles runter. Sie können 100 Komplimente am Tag bekommen. Wenn nur einer etwas Negatives sagt, stürzen Sie Ihre ganze Aufmerksamkeit darauf und alle anderen Komplimente verlieren ihre Wirkung. Somit geben wir den negativen Gedanken mehr Raum, als den Positiven. Das Gefährliche hierbei ist, dass unsere Gedanken zu unseren Gefühlen werden und dadurch unsere inneren Überzeugungen entstehen, aus denen wir handeln und unser Leben entwickeln. Wie für alles, gibt es hier einen Grund. Eventuell ist in der Vergangenheit etwas passiert, was den Glauben in das Gute geschwächt hat. Es kann daran liegen, dass man sich daran gewöhnt hat, eher dem Negativen zu vertrauen, um nicht enttäuscht zu werden oder, weil man der Überzeugung ist, dass man es selbst verdient hat, so schlecht über sich zu denken. Aus vergangenen schlechten Erfahrungen können schnell unterbewusste Überzeugungen werden. Diese werden uns immer wieder blockieren und Ängste hervorrufen.

Wenn man also die Motivation hat, etwas Neues zu beginnen, so könnten erste Zweifel reflexartig auftreten. Sätze wie: „Ich kann das nicht" oder „ich schaff' das nicht" blockieren uns bei der Verwirklichung unserer Ziele. Solche Situationen weisen darauf hin, dass vergangene Negativität immer noch ihre Wirkung zeigt. Es gilt, eine positive Entwicklung zu erzielen, um aus der Negativspirale auszubrechen. Das negative Denken fällt deswegen so leicht, weil wir es sehr früh lernen. Als Kind ist man noch nicht im reifen Bewusstsein seines Handelns. Zu dieser Zeit wurde uns bereits oft gesagt, was wir falsch machen, was wir nicht dürfen und wofür wir uns schämen müssen. Unsere innerliche Reaktion darauf war, dass wir bestimmte negative Glaubenssätze in unser Unterbewusstsein gepflanzt haben und immer noch in uns tragen, obwohl diese negativen Gedanken in unserer Gegenwart nicht real sind. Wir erhalten allerdings diese Gefühle aus den Gedanken, auf die wir uns fokussieren. Machen Sie sich bewusst, dass wenn ein Gedanke Ihnen nicht guttut, Sie immer noch einen anderen wählen können. Wir bringen das in unsere Realität, worauf wir unseren Fokus legen. Es passiert so viel mehr Schönes, als man überhaupt wahrnehmen kann. Sie müssen Ihr Gedächtnis und Bewusstsein dahingehend schärfen. Als einfache Übung kann man beispielsweise jedes Mal, wenn etwas Gutes passiert, ein Cent Stück in die linke Hosentasche tun. Das macht man den ganzen Tag über und am Ende des Tages schaut man, was sich in der linken Hosentasche angesammelt hat. Und wenn nur ein Cent Stück in der linken Hosentasche landet, hat sich der Tag schon gelohnt. Bei dieser Methode zählen nur die positiven Gedanken. Somit macht man gute Dinge auch physisch greifbar und schärft seine Sinne für positive Dinge. Dadurch kann erst einmal auffallen, wie viel Gutes in einem Tag liegt. Probieren Sie es über einen längeren Zeitraum aus. Intuitiv werden Sie diese Cent Stücke nicht mehr brauchen und Sie können schöne Dinge bewusster wahrnehmen. Wenn Sie die Cent Stücke aus ihrer Hosentasche herausholen, versuchen Sie sich wirklich an jeden Moment zu erinnern, der für Sie schön gewesen ist.

Selbst bei Kleinigkeiten: Wenn Sie beispielsweise aus dem Haus gehen und sich denken, dass das Wetter gerade schön ist. Dann tun Sie das Cent Stück in die linke Hosentasche und genießen Sie den Moment ein wenig. Es muss sich auf das Bewusstsein übertragen. Wenn Sie kleine Aufgaben haben, die Sie im Alltag bewältigen, ist das auch ein Grund ein Cent Stück in die Hosentasche wandern zu lassen. Auch, wenn Sie eine schöne Zeit mit Ihrer Familie oder Ihren Freunden verbringen oder, wenn Sie jemand auf der Straße anlächelt, sind dies ebenfalls Gründe. Dies sind alles positive Momente, die Sie verinnerlichen und greifbar machen können. Lassen Sie das Gute nicht einfach vorbeiziehen. Versuchen Sie, es einzufangen und zu Ihrem Vorteil zu nutzen. Schöpfen Sie Kraft daraus - denn jeder Tag hat etwas Gutes. Man muss es nur für sich selbst sichtbar machen. Positive Glaubenssätze brauchen etwas Zeit, um verinnerlicht zu werden.

Positives Denken ist eine Entscheidung. Situationen sind neutral. Wir sind selbst dafür verantwortlich, wie wir eine Situation interpretieren. Wenn wir uns also angewöhnen, auch bei negativen Situationen positiv zu denken, so werden wir unser Gehirn auf Positivität programmieren und Energie schöpfen. Dies benötigt allerdings Zeit, um eine gewisse Routine zu entwickeln.

Ängste

Ängste und Belastungen prägen den Alltag, doch bedenken Sie: Mit Ängsten holen wir das Gefühl einer nicht realen Begebenheit in unsere reale Gegenwart. Angst ist der Zweifel am Resultat! Angst entsteht, wenn wir so viel Zeit haben, uns auszumalen was passieren könnte, obwohl es eventuell noch nicht einmal eintrifft. Angst ist also etwas, worauf wir uns in der Zukunft beziehen, was aber eigentlich noch überhaupt gar nicht eingetreten ist. Aber dadurch, dass wir ihr im Alltag Aufmerksamkeit schenken, holen wir das Problem in unsere Gegenwart und es fühlt sich so an, als wäre bereits das „Worst-Case-Szenario" eingetreten. Eine wirksame Methode damit umzugehen, ist die eigenen Ängste aufzuschreiben. Einmal alle Ängste von der Seele runterzuschreiben, ist bereits eine Entlastung. Doch nachdem Sie all' Ihre Ängste aufgeschrieben haben, haben Sie das genaue Bild davon, was Sie im Leben belastet. Wenn Sie wissen möchten, was Ihre stärkste Angst ist, können Sie Ihre Sorgenliste wie bei einem Ranking nummerieren. Dadurch können Sie erfahren, an welchen Bausteinen Sie am meisten arbeiten müssen.

Im Gegenzug dazu, schreiben Sie Ihre stärksten positiven Gedanken gegen Ihre Ängste oder Sorgen auf. Schreiben Sie das auf, was Sie wirklich möchten. Jeder kleine Schritt zu ihrem Traum wird Sie zum Ziel führen. Also schreiben Sie wirklich jeden Gedanken auf, um Ihren Ängsten die Stirn zu bieten. Dies führt zur inneren Entlastung der Seele. Die Belastung, die Sie täglich mit sich im Kopf herumtragen, wird nun in Angriff genommen. Schreiben Sie Ihre positiven Glaubenssätze täglich auf und jedes Mal, wenn Sie etwas dafür getan haben, malen Sie eine Blüte von einer Blume, bis die Blume komplett ist. So visualisieren Sie Ihren Fortschritt und motivieren sich selbst, nicht aufzugeben. Jedes Mal, wenn Sie Ihre Angst besiegen und etwas für Ihren positiven Glaubenssatz tun, zeichnen Sie eine weitere Blüte, bis Sie eine neue Blume zeichnen müssen.

Veränderungen passieren nicht über Nacht. Deshalb ist der positive Fokus sehr wichtig, um mehr Motivation für sich selbst zu entwickeln.

Ein weiterer Denkanstoß ist, wenn sie sich bildlich vorstellen, wie viel Raum Sie den negativen Gedanken und Zweifeln geben wollen. Wenn Sie anfangen, Bedenken wegen irgendetwas zu haben, stellen Sie sich ein großes, leeres Zimmer in einer Wohnung vor. Entscheiden Sie dann, wieviel von dem negativen Gefühl Sie in das Zimmer hineinlassen möchten. Möchten Sie wirklich große, hässliche Möbel in ihrem Zimmer stehen haben? Und wie viele davon? Oder möchten Sie den Raum Ihrer Gefühle mit schönen Dingen dekorieren? Versuchen Sie immer wieder den schönen Dingen im Leben mehr Raum zu geben als den Negativen. Das Bewusstmachen einer gewissen negativen Reflexreaktion ist der erste Schritt, um zu erkennen, dass man etwas daran ändern kann. Das Ziel ist es, eine automatisierte positive Umgangsweise mit negativen Dingen anzustreben und das erreicht man nur mit Übung, Training und Routine.

Umsetzung

Allein der positive Gedanke wird Sie nicht zu einer Änderung der Situation bringen. Es genügt nicht, um eine Verhaltensänderung zu erzielen. Man muss seine Wünsche und Fantasien zum Erreichen der Ziele in das Verhältnis zur Realität setzen und Vorsätze formulieren, wie, wo und wann genau die Hindernisse überwunden werden müssen. Zu wirkungsvollem Handeln kommt es erst, wenn Sie den Willen haben, die Hindernisse aktiv zu überwinden.

Es lohnt sich, über die Art, wie wir unsere Welt sehen, nachzudenken. Sie sollten nicht nur darüber nachdenken, sondern eine Überzeugung entwickeln, dass es lohnenswerter ist, mit einem Lächeln durch die Welt zu laufen, anstatt mit einem mürrischen Gesicht. Diese Überzeugungen benötigen Zeit, bis sie verinnerlicht werden können. Der Blickwinkel auf die Situation spielt meistens eine große Rolle bei der Interpretation. Eigentlich projizieren wir nur unsere eigenen Lebensstrukturen auf die entsprechend erlebten Lebenssituationen.

Angenommen, Sie laufen durch die Straße. Auf der gegenüberliegenden Straßenseite sehen Sie einen Bettler. Ein Mensch, der viel Hass und Wut in sich hat, wird an dem Bettler vorbeigehen und fluchen, dass er sich doch eine Arbeit suchen solle, damit er nicht auf der Straße betteln muss. Und überhaupt zahle er doch Steuern, um die nicht arbeitende Gesellschaft zu ernähren.

Ein Mensch, der eher depressiv gelaunt ist, würde eventuell stehen bleiben und sich Gedanken machen, was in unserer Gesellschaft falsch läuft. Und, dass sowieso alles nichts bringe, weil es immer Menschen auf der Welt geben wird, die leiden.

Ein weiterer Mensch, der vielleicht neutral eingestellt ist, wird an dem Bettler vorbeigehen und sich denken, dass da ein Bettler sitzt und vielleicht gar nichts weiter damit verbinden.

Unsere eigene Sichtweise von Dingen oder Situationen ist also nicht die einzige Sichtweise, die es auf der Welt gibt. Haben wir in unserer Vergangenheit negative Assoziationen mit etwas gemacht, so werden uns diese verfolgen, bis wir etwas dagegen tun. Es gilt die negativen Assoziationen durch Positive zu ersetzen, um somit den depressiven Gedankengängen den Wind aus den Segeln zu nehmen.

Menschen setzen sich oft genug Ziele, nur um dann zu merken, dass aus den schönen Neujahrsvorsätzen doch nichts geworden ist. Über 80 % geben ihre Vorsätze nach ca. fünf Tagen auf. Und zwar genau dann, wenn der erste Motivationsschub vorbei ist. Einige rappeln sich danach wieder auf und versuchen es noch einmal. Allerdings schwindet die Motivation wieder ziemlich schnell, was wieder zum Aufgeben verleitet.

Erinnern Sie sich also immer daran, aus welchem Grund Sie mit einer Sache begonnen haben und halten Sie sich immer Ihr Ziel bildlich vor Augen. Halten Sie Ihre positiven Glaubenssätze in einem Notizbuch fest und schöpfen Sie Kraft aus einer positiven Denkweise. Alles ist möglich, wenn wir dafür bereit sind, genug Energie zu investieren. Diese Energie steht allerdings nicht unbegrenzt zur Verfügung, weswegen wir vernünftig mit unserer Energie haushalten müssen. Negative Gedanken werden uns auf Dauer Energie saugen, während wir aus positiven Gedanken Energie schöpfen können. Jede Situation hat auch etwas Gutes, auch wenn wir es im ersten Moment nicht sehen. Vertrauen Sie auf Ihr Können und wachsen Sie an den täglichen Herausforderungen, mit denen Sie konfrontiert werden. Ein Problem ist erst ein Problem, wenn wir es als solches ansehen. Also gehen Sie raus und beweisen Sie sich selbst, dass jedes Problem eine Herausforderung darstellt, die darauf wartet von Ihnen bewältigt zu werden. Die Kraft und das Potential dafür liegen bereits in Ihnen.

Anziehung

Sie haben sicherlich von dem Gesetz der Anziehung gehört. Wer positiv denkt, zieht Positives an. Wissenschaftler haben herausgefunden, dass man durch bestimmte Techniken die Glückshormone im Körper anregen kann, sodass man sich glücklich fühlt und den ganzen Ballast abwirft. Wenn man glücklich ist, fühlt man sich freier, man denkt nicht mehr an die Probleme, sondern schaut nach vorn. Leider ist es nicht so, dass man positiv denkt und alles kommt von selbst, sondern durch die positiven Gedanken wird man die depressiven los. Sie bekommen viel mehr Motivation, um die Ziele, die Sie haben, zu erreichen und vor allem erfolgreicher zu werden und ein besseres Lebensgefühl zu entwickeln.

Die Umsetzung des Gesetzes der Anziehung ist gar nicht so kompliziert, wenn man sich mal klargemacht hat, worauf es ankommt.

An dieser Stelle möchte ich auf zwei große Fehler eingehen, die begangen werden, wenn man beginnt mit diesem Gesetz zu arbeiten.

Der erste Fehler ist, dass dieses Gesetz als eine Art Wunschkonzert angesehen wird. Wie ein Flaschengeist der all unsere Wünsche erfüllt. Stets nach dem Motto man muss nur die richtige Formel anwenden und kann anschließend die Beine hochlegen und warten, bis das Gewünschte angeflogen kommt. So funktioniert es leider nicht. Viele tappen dann in die Falle der Erwartung, was mit Enttäuschungen und Leid einhergeht. Sie hecheln energetisch den Erwartungen hinterher und verschwenden sehr viel Energie. Dies ist auch der Grund, warum viele der Meinung sind, dass dieses Gesetz nicht funktioniert. Sie verstehen allerdings nicht, worum es wirklich geht. Dieses Gesetz bringt Ihnen nichts von außen, sondern reflektiert nur das, was bereits in Ihnen ist. Es ist also weniger ein Gesetz der Anziehung, sondern ein Gesetz der Reflektion. Ganz im Sinne von: Was du rausgibst, das kommt zu dir zurück. „What goes around, comes around". Dieses Gesetz bringt Ihnen nicht, was Ihnen gefällt oder, was Sie sich wünschen. Es bringt Ihnen die Dinge, die Sie in Ihrer Gedankenwelt selbst erschaffen haben.

Ob bewusst oder unbewusst. Man kann es als Spiegel ansehen und bringt nur das, was hinaus gesendet wurde. In welcher Form auch immer.

Der zweite Irrglaube ist, zu glauben, man müsse lernen auf einer bestimmten Schwingung schwingen, um das Gewünschte zu manifestieren. Dies ist nur teils richtig, denn erlernen muss man dies nicht. Freude, Begeisterung und Leichtigkeit liegt in der Kernnatur des Menschen und muss nicht erst erlernt werden. Man muss also nicht lernen, die richtige Frequenz zu treffen, sondern lediglich das loslassen, was einen davon abhält. Die Kernnatur hat bereits die richtige Frequenz und zieht natürlicherweise das an, was gut für Sie ist.

Nutzen Sie Ihre Vorstellungskraft! Mit der Vorstellungskraft können Sie sich in einen Bewusstseinszustand bringen, in dem das Gewünschte auch zu Ihnen kommen kann. Sie sind auf einer ganz anderen Frequenz, wenn Sie sich freuen oder wenn Sie traurig oder deprimiert sind. Die Vorstellungskraft ist also ein gutes Werkzeug, um seiner Kernnatur näher zu kommen. Wichtig ist, dass Sie sich nicht an dem Bild, was sie sich vor Augen führen, festbeißen und ungeduldig darauf beharren. Wenn Sie sich in einem Zustand des Wartens wiederfinden, dann ist das nicht der richtige Weg.

Das Gesetz der Anziehung hat nichts damit zu tun, dass Sie auf etwas warten. Wenn Sie warten, ziehen Sie nur noch mehr Gründe an, um zu warten. Lassen Sie die Bilder, die Sie sich vorstellen, los und folgen sie proaktiv Ihrer höchsten Freude, in dem Wissen, dass es genau darum geht, in Freude zu sein. Sie müssen sich vor Augen führen, dass das, was Sie bekommen werden ohnehin besser sein wird, als das, was Sie sich je vorstellen können.

Wenn Sie sich gut fühlen, bieten Sie die optimale Voraussetzung, um mit dem Gesetz arbeiten zu können. Visualisieren Sie vor Ihrem geistigen Auge, wo Sie hinmöchten oder, was genau Sie möchten.

Stellen Sie es sich mit allen Details, Farben und Formen vor. Wenn Sie also von einem schönen Auto träumen, stellen Sie sich vor, dass Sie es bereits besitzen. Dass es vor der Einfahrt steht und Sie jeden Tag darin einsteigen. Stellen Sie sich den Neuwagengeruch vor, den Stoff der Sitzbezüge, die Farbe des Lacks und das Geräusch des Motors. Wenn Sie dies häufiger tun, werden Sie merken, dass Sie Ihr Gehirn dahingehend konditionieren, dieses Auto irgendwann zu besitzen und Sie werden automatisch stärker und ambitionierter darauf hinarbeiten. Bringen Sie sich selbst in den Modus des Erfolgs, anstatt sich selbst zu bemitleiden, dass Sie es niemals schaffen werden. So werden Sie erst gar nicht damit beginnen, sondern auf der Stelle stehen bleiben. Um der Stagnation aus dem Weg zu gehen, stellen Sie sich alle Erfolge, die Sie erreichen möchten, bildlich vor und, dass Sie in der Lage sind, alles erreichen zu können. Sie werden sich wundern, wieviel Energie Sie aus dem Gesetz der Anziehung für sich gewinnen können.

Viele, weitverbreitete Fragen, die sich Menschen stellen, sind: Wie wirke ich interessanter im Alltag? Wie schaffe ich es, Anziehung zu erzeugen und aus der Masse herauszustechen, um die Aufmerksamkeit zu erhalten, die ich verdiene? Wie schaffen es andere Menschen? Wie schaffe ich es, meine Ziele zu erreichen und den Fokus nicht zu verlieren? Wie bekomme ich eine positive Ausstrahlung?

Diesen Fragen möchte ich mich gerne widmen und Ihnen zeigen mit welchen Mitteln Sie es endlich erreichen können, sympathisch und anziehend auf andere zu wirken. Sicherlich stellen Sie sich nun die Frage, worauf es wirklich bei dem Thema ankommt.

Jeder Mensch ist natürlich unterschiedlich und es gibt selbstverständlich keine universellen Techniken, die pauschal auf jeden Typ Menschen zutreffen. Doch es gibt einige Grundbausteine, welche zu beachten sind, um Anziehung zu erzeugen und eine positive Aura auszustrahlen, von denen sich Ihre Mitmenschen mit Begeisterung anstecken lassen möchten.

Sie kennen bestimmt Personen, die in den Raum treten und direkt eine Aura ausstrahlen.

Ihre Ausstrahlung alleine gibt den Menschen in dem Raum ein Gefühl. Genauso gibt es Menschen, die den Raum betreten und niemand bemerkt Sie wirklich. Was ist also der Unterschied zwischen diesen beiden Personengruppen?

Menschen sind individuell. Der eine ist eher schüchterner Natur, während der andere sehr extrovertiert ist. Der Eine zeigt Interesse für die

Menschen um sich herum, während der andere sich ausschließlich für sich selbst interessiert.

Wie funktioniert also Sympathie? Was steckt dahinter und wie gelingt es sympathisch und anziehend auf andere Menschen zu wirken. Man erlebt es jeden Tag ständig. Man trifft die verschiedensten Menschen und sie sprühen vor Energie und Lebensfreude. Sie strahlen einen an und erzeugen positive Emotionen. Sie besitzen eine positive Ausstrahlung und wirken sofort sympathisch. Auf der anderen Seite gibt es Menschen, die einem Energie rauben und einen runterziehen. Der Unterschied liegt in unseren Gedanken. Ob man sympathisch auf andere wirkt oder nicht ist kein Zufall, sondern liegt an den eigenen Gedanken. So wie Sie denken, so wirken Sie auf andere Menschen. Wenn Sie selbst davon überzeugt sind, dass andere Menschen Sie mögen, werden Sie automatisch warmherzig und Sie werden viel positiver vom Gegenüber wahrgenommen. Sie wirken freundlicher und offener und somit entsteht viel leichter Sympathie.

Dies funktioniert auch andersherum. Wenn Sie eventuell nervös sind oder daran zweifeln, dass andere Menschen Sie mögen, wird auch genau dies eintreten. Sie werden kalt und es entsteht eine gewisse Ablehnung oder Abneigung Ihnen gegenüber. Nun gibt es immer wieder schwierige Situationen im Leben. Situationen, in denen wir nervös sind, weil eine wichtige Aufgabe auf uns zukommt. Vielleicht aber auch, weil wir Angst haben, eine Situation nicht meistern zu können. Wie können Sie es schaffen, auch in solchen Situationen sympathisch zu wirken und eine positive Aura auszustrahlen.

Ein kleines Beispiel:

Sie müssen einen Vortrag vor vielen Menschen halten. Natürlich sind Sie nervös. Sie möchten aber dennoch eine positive Ausstrahlung haben, um die Menschen zu begeistern. Das Geheimnis sind die Gedanken. Die Vorbereitung spielt natürlich auch eine wichtige Rolle dabei, der Nervosität entgegenzuwirken, doch die Gedanken geben uns die Macht darüber, welches Gefühl wir den Menschen übermitteln. Machen Sie sich also klar, was Sie bei den Menschen erreichen wollen. Möchten Sie Ihr Publikum begeistern und motivieren, dann müssen Sie sich geistig vorstellen, wie Sie Ihr Ziel am besten erreichen. Stellen Sie sich vor, wie die Menschen sich freuen, Sie zu sehen. Versuchen Sie es sich mit so vielen Details wie möglich vor Ihrem geistigen Auge vorzustellen.

Dies ist genau das, was Ihre innere Einstellung und Ausstrahlung ausmacht. Das wird sich auf die Menschen in der Umgebung übertragen. Wenn Sie also andere Menschen von sich begeistern und Sympathien wecken wollen, überlegen Sie sich, was Sie genau bei den Menschen erreichen wollen. Welche innere Einstellung wird dafür nützlich sein? Versuchen Sie diese Einstellung in Ihnen selbst zu erzeugen. Machen Sie dies mit einer besonders positiven Grundeinstellung, so werden Sie sehen, dass es einfacher funktioniert, als Sie gedacht haben.

Was macht eine interessante Persönlichkeit aus?

Wenn man es auf eine Eigenschaft zusammenfassen würde, wäre es die, die große Ausnahme zu sein. Dinge hinzubekommen, die andere nicht hinbekommen.

Die meisten Menschen sind unzufrieden in ihrem Leben. Sie haben oft Probleme, Schwierigkeiten und Krisen verschiedenster Art. Wenn Sie nun dieser Art von Mensch nicht angehören und versuchen das Positive in den Problemen zu sehen und dadurch in ihrem Leben gut zurechtkommen, ist das sehr attraktiv für diese Menschen. Alle Menschen haben Probleme, die sie nicht haben wollen, wissen aber nicht, wie sie die bewältigen können. Wenn Sie nun mit Ihrer positiven Einstellung ankommen und selbst die negativen Dinge als Chance ansehen, ihr Leben auf die nächsthöhere Stufe zu bringen, dann wirkt das extrem attraktiv auf die Menschen.

Warum ist Gold so teuer? Zum einen ist es ziemlich schwer zu bekommen. Es ist sehr selten, stabil und wunderschön. Ähnlich ist es auch mit Menschen. Wer diese Eigenschaften an den Tag legt und die Ausnahme ist, wirkt attraktiv, denn die Menschen zieht es immer zu jemandem hin, der das kann, was sie selbst nicht können. Genau dies ist faszinierend und die Menschen werden sich die Frage stellen, wie Sie das schaffen.

Der verbreitete Irrglaube ist, dass Sie interessante Hobbies wie Basejumping oder Bergsteigen haben und am besten noch nebenbei die Welt bereisen müssen, um Faszination zu wecken. Die Wahrheit ist, dass Sie das alles überhaupt nicht tun müssen, um eine interessante Person zu sein. Eigenschaften wie: Humor, Eigenständigkeit, Selbstbewusstsein, Ausstrahlung, Hilfsbereitschaft und die ein oder anderen Ecken und Kanten sind viel ausschlaggebender.

Kommunikation

Eine weitere Fähigkeit, die bei einer interessanten Persönlichkeit vorhanden sein muss, ist die korrekte Kommunikation. Die Fähigkeit Kontakte zu knüpfen. Jeder will gerne gut ankommen und einen großen Freundeskreis haben. Wir hätten gerne ein Netzwerk, auf das wir uns verlassen können. Ob beruflich oder privat. Dies sind legitime Wünsche und Vorstellungen, die jeder von uns hat. Wie bekommt man das also?

Meistens glauben wir, wir müssen besonders unterhaltsam, witzig oder intelligent sein, um die anderen für uns zu gewinnen. Dies ist auch teilweise richtig. Allerdings macht dies nur ein Teil aus. Was viel wichtiger ist, ist Interesse zu zeigen. Interessieren Sie sich für andere!

Jeder Mensch möchte Aufmerksamkeit. Er möchte gesehen werden und Anerkennung ernten und wenn Sie ihm diese Aufmerksamkeit schenken, haben Sie automatisch einen Sympathiebonus. Die Frage ist also: wie interessieren wir uns für andere?

Ein wirklich gutes Mittel ist es, zu loben. Sie sollten etwas finden, was Sie bei dem anderen Menschen gut finden. Eine besondere Fähigkeit oder die Stärken, die der Gegenüber hat.

Eine weitere Möglichkeit Interesse zu zeigen, ist es, Fragen zu stellen. Hier gibt es eine besondere Art von Fragen, die sich empfiehlt. Die sogenannten „offenen Fragen". Auf diese Fragen ist es möglich, ausführlich zu antworten, anstatt eine Ja-Nein-Antwort zu erhalten.

Wenn Sie dies im Alltag anwenden, sind Sie schon ein großes Stück weitergekommen.

Ich möchte Sie an dieser Stelle vor drei Fallen bei der Kommunikation warnen.

Der erste Fehler ist, dass wir das, was unser Kommunikationspartner sagt, als Aufhänger für unsere eigenen Geschichten nehmen. Wir unterbrechen ihn ständig, weil er uns an etwas erinnert, was wir auch unbedingt loswerden wollen.

Der zweite Fehler, der häufig bei der Kommunikation begangen wird, ist das Übertrumpfen.

Ihr Gegenüber erzählt Ihnen beispielsweise, dass er im Urlaub in den Niederlanden war. Sie werten diesen Urlaub daraufhin ab, in dem Sie von Ihrem Urlaub in Amerika erzählen, nur, um sich besser darzustellen. Dies gilt als unsympathisch und wird Ihren Gesprächspartner demnächst davon abhalten, Ihnen etwas von seinem Privatleben zu erzählen.

Der dritte Fehler ist, den Gegenüber nicht ausreden zu lassen. Menschen zu unterbrechen ist oft kränkend. Man sollte dem Gegenüber daher die Möglichkeit geben, seine Sätze komplett auszuformulieren, bevor man antwortet. Es ist sehr wichtig, dass Ihr Interesse echt ist - sonst spürt der Gesprächspartner Ihre Absicht und ist verstimmt.

Wenn Sie diese drei Fehler vermeiden und echtes Interesse zeigen, ist der Grundbaustein für echte Sympathie gelegt.

Interessant wirken

Nichts ist langweiliger, als zum wiederholten Mal zu hören, was man bereits kennt oder weiß. Routine und das Gewohnte zerstören das Interesse. Wenn Sie 24 Stunden am Tag - jeden Tag - dasselbe sagen, fühlen, denken und tun, dann ist es logisch, dass Ihr Interessantheitslevel stagniert. Der beste Weg dieses Level zu steigern, ist es sich persönlich, durch neues Wissen und Erfahrungen, weiterzuentwickeln. Anstatt also vor dem Fernseher zu sitzen, wäre es sinnvoller ein wertvolles Buch in die Hand zu nehmen und etwas zu lesen. Besuchen Sie Seminare und bilden Sie sich weiter. Dies wird Abwechslung in Ihr Leben bringen und Ihnen die Möglichkeit bieten, bei vielen breitgefächerten Themenbereichen anzuknüpfen. Sie können etwas Interessantes und Wertvolles zum Dialog beitragen und Sie werden ein Repertoire an Geschichten und Erfahrungen haben, die Sie dann mit anderen Menschen teilen können. Dafür müssen Sie nicht in einer finanziellen Freiheit leben, wie viele irrtümlich denken. Es braucht lediglich die Bereitschaft, Neues auszuprobieren und es auch wirklich zu tun. Treten Sie häufiger aus Ihrer Komfortzone und machen Sie neue Erfahrungen! Dies kann man als absolute Grundlage für interessantes Auftreten sehen.

Die Präsentation des eigenen Selbst und, was gesagt wird, ist ein weiterer, wichtiger Baustein. Es ist sehr von Vorteil, zu lernen, das Gesagte interessant zu präsentieren. Es ist nämlich nicht nur wichtig, WAS Sie sagen, sondern mindestens genauso wichtig ist es, WIE sie es sagen. Das nennt man effektives Kommunizieren.

Dies ist tatsächlich eine erlernbare Fähigkeit - doch es braucht Zeit und Übung. Beginnen Sie mit dem Tempo, der Lautstärke, den Pausen beim Sprechen und dem Augenkontakt beim Reden zu experimentieren. Vermeiden Sie eine langweilige, monotone Stimmlage, die zum Einschlafen verleitet. Achten Sie darauf, dass Ihre Mimik nicht signalisiert, dass Sie selbst von dem gelangweilt sind, was Sie da erzählen. Diese Dinge werden die Leute abschrecken und ihnen die Lust nehmen, Ihnen weiterhin

Aufmerksamkeit zu schenken. Gestik und Mimik sind bei der Kommunikation sehr wichtig.

Ein sympathisches Lächeln und richtiges Gestikulieren sind die besten Wege, die Menschen in einen Bann zu ziehen und ihre Aufmerksamkeit zu fesseln. Natürlich sollten Sie nicht wild mit den Armen fuchteln und es nicht übertreiben. Schlimmer ist es jedoch, wenn Sie angewurzelt, wie ein Baum da stehen und wie ein Brett aussehen. Kommunizieren Sie ruhig, allerdings mit mehr Energie und Dynamik. Menschen mögen es anderen Leuten zuzusehen oder zuzuhören, die scheinbar selbst begeistert sind, von dem, was sie da gerade erzählen. Entwickeln Sie größeren Enthusiasmus für sich selbst und für Ihr eigenes Leben! Beginnen Sie damit, sich selbst und Ihr eigenes Leben zu lieben. Erst dann ist es möglich authentisch für den Gegenüber zu wirken. Entwickeln Sie sich also immer weiter und vermeiden Sie zu stagnieren.

Ein weiterer wichtiger Punkt, den ich bereits angeschnitten habe, ist die Einzigartigkeit. Sie müssen sich trauen anders zu sein. Wir leben in einer Gesellschaft, in denen die meisten Menschen geduckt durch das Leben gehen und versuchen in der breiten Masse unterzutauchen. Das mag einem vielleicht das Gefühl von Sicherheit geben aber gleichzeitig raubt es dem Leben auch sehr viel Spannung und Individualität. Tief in jedem von uns existiert der starke Wunsch danach, sich selbst zu entfalten und auszudrücken. Wir fühlen uns automatisch mehr zu Dingen hingezogen, die anders als der Rest zu sein scheinen. Wenn Sie es also tatsächlich schaffen, bei anderen Menschen eben dieses Gefühl zu erzeugen, dann wirken Sie augenblicklich nicht nur interessanter, sondern wesentlich attraktiver.

Dieser Punkt ist nicht ganz einfach, denn es braucht Zeit und harte Arbeit. Es reicht nicht, zu erwähnen, dass man ein außergewöhnliches Hobby hat. Sie müssen anfangen Ihrer Leidenschaft zu folgen und sich selbst zu verwirklichen. Kreieren Sie ein Leben nach eigenen Standards auch wenn das eine Sache ist, die Ihnen zu Anfang wahrscheinlich Angst machen wird. Dies ist nicht der einfachste und bequemste Weg, aber, wenn Sie es eines Tages schaffen, sich selbstbewusst vor die Menschen zu stellen und Ihre Leidenschaft zu äußern und vollkommen dahinterstehen, dann wird Ihr Interessantheitslevel durch die Decke schießen.

Die Voraussetzung für einen gelungenen Dialog ist, dass Sie sich auf dem Gegenüber einstellen, um effektiver kommunizieren zu können. Üben Sie sich darin, schneller und präziser ein gedankliches Bild zu konstruieren, wer die Person vor Ihnen ist und, was Sie ausmacht. Es gilt, die Person dahinter und Ihre Geschichte zu sehen, wenn Sie jemand Neues kennenlernen. Wer ist diese Person? Was könnte sie in ihrer Vergangenheit erlebt haben? Welchen Bildungsstand hat sie? Was könnten ihre Hobbies sein? Was könnte sie interessieren? Versuchen Sie in den ersten Momenten des Gespräches, die entsprechenden Fragen zu stellen, die Ihnen dabei helfen, dieses gedankliche Puzzle zu vervollständigen. Umso schneller und besser Sie sich nämlich ein Bild über die Person machen können, desto schneller können Sie herausfinden, auf welchen Ebenen oder bei welchen Themen Sie andocken können. Sie sollten das Gespräch genau in die Richtung lenken, die die Person tatsächlich interessieren könnte. Dies wird sich automatisch auf Sie übertragen und interessanter wirken lassen. Hierbei geht es selbstverständlich nicht darum, sich zu verstellen und etwas vorzugeben, was man nicht ist. Es geht vielmehr darum, schneller und besser die gemeinsame Wellenlänge zu finden, um ein interessanteres Gespräch aufbauen zu können. Dies ist ein äußerst mächtiges Kommunikationswerkzeug, was allerdings jede Menge Übung und Zeit bedarf. Sie müssen sich also darin trainieren. Durch möglichst viele Interaktionen und Gespräche mit fremden Menschen können Sie diese Technik üben und versuchen das Gespür und die Fähigkeit auszubauen. Sie können Gespräche mit einem Kollegen aufbauen, mit dem Sie sich sonst nicht unterhalten. Sie werden merken welchen Effekt diese Technik auf den Dialog haben wird.

Selbstbewusstsein

Echtes Selbstbewusstsein entspringt aus innerer Stärke. Menschen fühlen sich von Natur aus zu Stärke und Kraft hingezogen. Wenn wir also jemanden treffen, der ein hohes Maß an Selbstbewusstsein hat, beginnen wir uns automatisch unterbewusst zu fragen: Was ist es, was er oder sie so verdammt selbstbewusst macht?

Selbstbewusste Menschen haben fast sowas, wie eine magische Aura um sich, die andere Menschen fesselt. Man möchte automatisch mehr über diese Person erfahren. Selbstbewusstsein ist nicht angeboren, wie viele Menschen vermuten. Es ist etwas, was man tatsächlich trainieren und aufbauen kann. Das Ziel, um interessanter zu wirken, sollte also ebenfalls sein, das eigene Selbstbewusstsein aufzubauen und zu stärken. Jeder Mensch hat seine Stärken und Schwächen und handelt individuell. Erforschen Sie Ihre Stärken und Schwächen und lernen Sie sich selbst kennen. Sonst laufen Sie Gefahr, jemand sein zu wollen, der Sie nicht sind. Seien Sie ehrlich zu sich selbst. Diese Erfahrung werden sie allerdings nur gewinnen, wenn Sie zahlreiche Dinge ausprobieren, um logischerweise zu selektieren, was Ihnen liegt und was nicht. Dies ist der Grundbaustein für echtes Selbstbewusstsein.

Selbstbewusstsein ist das Produkt aus zwei wesentlichen Bausteinen. Zum einen ist es Selbstvertrauen und zum anderen ist es das Selbstwertgefühl. Umso mehr Sie Ihnen selbst und Ihren eigenen Fähigkeiten vertrauen können, wenn es darauf ankommt die Herausforderungen und Aufgaben des Lebens zu meistern und umso mehr Sie sich selbst annehmen und lieben können und umso mehr Sie das Gefühl haben, Glück und Liebe verdient zu haben, desto selbstbewusster werden Sie. Wenn man dies verinnerlicht hat, ist es eigentlich offensichtlich, was getan werden muss, um selbstbewusster zu werden. Man muss schauen, dass die beiden Bereiche sich weiterentwickeln.

Stärkt man diese zwei Bereiche, hat das zur Folge, dass man beginnt sich selbstbewusster zu fühlen, was wiederrum zur Folge hat, dass man selbstbewusster denkt, spricht und handelt. Das Resultat davon ist, dass man sich wiederrum noch selbstbewusster fühlt und, wenn man alles richtigmacht, kreiert man so eine Aufwärtsspirale, die letztendlich ein großartiges und selbstbewusstes Leben zur Folge hat. Die Frage ist natürlich, wie man an seinem Selbstvertrauen und an seinem Selbstwertgefühl arbeiten und diese auch weiterentwickeln kann.

Sport ist ein sehr wichtiges Instrument zur Stärkung des Selbstbewusstseins. Industrien, wie beispielsweise die Fitnessbranche sind am Explodieren. Das liegt nicht primär daran, dass Sport gesund oder sexy ist. Klar, hat Sport oder körperliche Bewegung einen wichtigen, gesundheitlichen Aspekt, aber den spüren wir niemals so schnell und direkt, wie der Effekt auf unser Selbstbewusstsein - auch wenn das größtenteils in unserem Unterbewusstsein abläuft. Sport sorgt dafür, dass wir unser Selbstvertrauen aufbauen. Wenn wir einer Sportart tatsächlich intensiv nachgehen, suchen wir uns dort natürlich immer größer werdende Herausforderungen, um besser zu werden und uns weiterzuentwickeln. So kreieren wir Erfolgserlebnisse oder auch so genannte Referenzpunkte, die dann so etwas wie die Grundlage des Selbstvertrauens bilden. Zeitgleich steigert Sport auch unser Selbstwertgefühl, weil wir damit eine bessere Beziehung zu unserem Körper entwickeln und diesen auch in eine gedankliche Idealform verwandeln können. Simpel ausgedrückt hilft uns Sport dabei, uns in unserem eigenen Körper wohl zu fühlen. Dies ist ein wesentlicher Eckpfeiler von Selbstwertgefühl. Das ist auch der Grund, warum schlankere Menschen im Durchschnitt ein stärkeres Selbstwertgefühl genießen als Übergewichtige. Betätigen Sie sich also so oft es geht sportlich und lassen Sie sich von dem gewonnenen Wissen, dass das ihr Selbstbewusstsein stärkt, motivieren.

Sie sollten nicht nur Augenmerk auf Ihren Körper legen, denn ein weiterer ausschlaggebender Punkt ist es, den geistigen Horizont zu erweitern. Wenn Sie es sich zu einer festen Gewohnheit machen, jeden Tag eine halbe Stunde zu lesen, hören oder zu sehen, was neu für Sie ist, so wird es automatisch dazu führen, dass Ihr Selbst- und Weltbild sich erweitert und gleichzeitig wird auch das Selbstvertrauen zu steigen beginnen. Umso mehr man weiß, desto mehr vertraut man sich selbst. Neues Wissen stellt in jeder Situation einen gewissen Vorteil dar, wenn es dazu kommt eine Aufgabe zu meistern oder ein Problem zu lösen. Das Unterbewusstsein stellt größeres Wissen mit größerer Sicherheit gleich. Lassen Sie also zeitraubende Medien in Zukunft aus und lesen Sie stattdessen etwas oder hören Sie sich ein Hörbuch an. Besuchen Sie Kurse, bei denen Sie vielleicht nicht nur neues Wissen, sondern eine Fähigkeit erlangen. Beispielsweise ein Tanz- oder Kochkurs. Neuartige Fähigkeiten zu entwickeln ist ein großartiger Weg sein Selbstvertrauen aufzubauen und damit sein Selbstbewusstsein zu stärken.

Ein weiterer Weg, der oft belächelt wird, ist die Meditation. Beim Meditieren erforschen Sie, was in Ihrem Unterbewusstsein überhaupt los ist. Es gibt Ihnen die Fähigkeit, die eigenen Gedanken und Emotionen besser wahrnehmen zu können, um sie anschließend zu steuern und zu kontrollieren. Somit fällt es Ihnen leichter den Kritiker in sich, der versucht unser Selbstwertgefühl immer mal wieder zu untergraben, zum Schweigen zu bringen. Die Meditation stellt eines der besten Werkzeuge dar, um einen höheren Grad an Achtsamkeit und Bewusstsein zu erlangen, um bessere Kontrolle über die eigenen Gedanken und Emotionen zu erlangen.

Der nächste Punkt gilt als am herausforderndsten. Wenn Sie Ihr Selbstbewusstsein am effektivsten stärken möchten, ist es von äußerster Wichtigkeit die eigenen Komfortzonen zu verlassen. Es geht darum, sich bewusst und mit voller Absicht den Situationen zu stellen, die anfänglich ein unwohles Gefühl bei Ihnen auslösen. Dinge, vor denen Sie sich fürchten oder vor denen Sie Angst haben. Diese können sozialer Natur sein, zum Beispiel beim Ansprechen einer fremden Person. Solche Herausforderungen können aber auch so aussehen, dass Sie sich Ängsten oder Phobien stellen, in dem Sie zum Beispiel einen Fallschirmsprung machen oder eine Vogelspinne auf die Hand nehmen. Alles, was Sie aus deiner Komfortzone drängt, wird Ihr Selbstbewusstsein steigern. Wenn Ihnen also eine Sache Angst macht, könnte es eine gute Idee sein, es dennoch zu versuchen. Versuchen Sie jeden Tag mindestens einmal Ihre Komfortzone bewusst zu verlassen. Sie werden begeistert darüber sein, wie viel Energie und Motivation es Ihnen gibt, wenn Sie es schaffen, Ihre eigenen kleinen Dämonen aus dem Weg zu schaffen. Es wirkt Wunder.

Abgesehen von den bereits erwähnten Punkten ist es außerdem wichtig, sich Vorsätze zu machen, wenn es darum geht, sich zu einer stärkeren und besseren Persönlichkeit zu entwickeln. Das Setzen und Verfolgen von klaren Zielen stärkt das Selbstbewusstsein. Hierbei zählen die kleinen, persönlichen Ziele. Sie sollten sich ebenfalls große Ziele setzen. Doch große Ziele brauchen meistens Zeit, um diese zu erreichen. Demzufolge ist der positive Effekt auf das Selbstbewusstsein nur sehr langsam spürbar. Bei kleinen und guten Vorsätzen können Sie in einer extrem kurzen Zeitspanne spüren, wie sich das Selbstbewusstsein aufbaut. Nehmen Sie sich also etwas vor, was Ihnen nicht ganz so einfach fällt und ziehen Sie es konsequent durch. Dies ist verdammt wirkungsvoll und effektiv, um das Selbstbewusstsein aufzubauen und zu stärken. Auch dies kann sich zu einer dauerhaften Gewohnheit entwickeln und Sie werden ständig neue Herausforderungen suchen wollen. Setzen Sie sich kleine Ziele, auch wenn Sie Ihnen unangenehm erscheinen. Sie werden staunen, wieviel Selbstvertrauen Sie daraus schöpfen können.

Das Gesetz der Anziehung

Mit *Affirmationen* können Sie viel bewegen - doch was sind Affirmationen?

Sie schreiben beispielsweise Dinge nieder. Wichtig ist allerdings, dass Sie diese Dinge ins Hier und Jetzt holen. Sie schreiben nicht die Dinge auf, die Sie in Zukunft haben oder erreichen wollen. Sie schreiben Ihre Ziele auf, als ob Sie die schon erreicht hätten. Sie müssen die Dinge in Ihre Gegenwart holen. Das Unterbewusstsein erkennt nämlich keinen Unterschied. Sie müssen die Affirmationen in einem positiven Jetzt formulieren. Wenn Sie darin jeden Tag eine halbe Stunde investieren, vielleicht mit Musik oder irgendwas, was in Ihnen positive Gefühle auslöst, dann werden Sie merken, dass Ihre Energie plötzlich eine ganz andere ist. Eine halbe Stunde reicht vollkommen aus, um negative Energien mit Positiven zu ersetzen. Diese Energie wird den ganzen Tag über anhalten, wenn Sie sich die Ziele und Dinge ins Hier und Jetzt holen. Sobald Sie Ihre Ziele mit Glück und Freude in Verbindung setzen, werden Sie merken, dass Sie viel mehr Energie für sich gewinnen können. Wichtig ist hierbei, die tägliche Umsetzung. Wenn Sie dies nur einmal tun, wird Ihnen das nicht besonders viel bringen. Verbinden Sie dies mit positiven Glaubenssätzen und halten Sie sich Ihr Ziel immer vor Augen. So strahlen Sie Positivität und Energie aus.

Ein weiteres Hilfsmittel sind Affirmationen. Das sind Fragen, die Sie sich selbst stellen zum Beispiel: „Warum bin ich es Wert gemocht zu werden?“ oder „Warum bin ich es wert, viel Geld zu verdienen?“. Dies ist ganz interessant, weil Sie Ihr Gehirn anstrengen müssen, um Ihnen die Frage selbst zu beantworten. Wichtig hierbei ist, das Warum. Sie erfragen den Grund des Ziels, da dieser auf Dauer aus den Augen verloren wird.

Wenn die Selbstliebe sehr schwach ist, meldet sich meistens das Ego, das einem sagt, dass man nichts wert ist und nichts verdient hat. Mit geschickter Formulierung der Frage kann man dies allerdings abschwächen, wenn man in der Frage das Wort „könnte“ einfügt. Also: „Warum könnte ich es wert sein gemocht zu werden?". Damit tricksen Sie ihr Ego ein wenig aus, denn das Ego wird sich denken, dass es durchaus sein kann, allerdings nicht muss! Somit halten Sie sich Türen in Ihren Gedankengängen offen.

Eine weitere Idee ist es, Rituale zu entwickeln. Ein effektives Ritual wäre beispielsweise, wenn Sie sich mit einem oder mehreren Freunden treffen. Alle schreiben sich auf, was Sie in ein bis zwei Jahren erreicht haben möchten. Voraussetzung hierbei ist es, natürlich zu wissen, was man möchte. Wenn Sie sich dann an einen Tisch setzen, werden Sie keine einfachen, normalen Gespräche beginnen. Sie werden sofort mit der Zukunft beginnen und das heißt, Sie leben nicht im Hier und Jetzt, sondern ein Jahr in der Zukunft.

Sie führen Gespräche, als wären Sie bereits an dem Ziel angelangt. Sie müssen also bereits wissen, welchen Herausforderungen Sie sich stellen. Was machen Sie denn mit Ihren erreichten Zielen?

Angenommen Sie haben sich notiert, dass Sie in einem Jahr in einer glücklichen Beziehung sein möchten. Dies schreiben Sie mit allen Details auf und malen es sich im Kopf aus.

Was tun Sie mit Ihrem Partner? Wie schaut der Alltag aus? Dies erzählen Sie dann Ihren Freunden und, wenn das alle tun, entstehen sehr interessante Gespräche und das Tolle dabei ist, dass Ihr Gehirn aktiviert wird. Sie müssen plötzlich artikulieren, nachdenken und sich in die Lage hineinversetzen, in der Sie in Zukunft sein möchten.

Sie müssen die Situation vor Ihrem geistigen Auge erschaffen, um davon erzählen zu können. Je mehr Fragen von außen kommen, desto besser, denn so sind Sie gezwungen noch mehr über die Situation nachzudenken und Energie in die Vorstellung zu investieren. So bilden sich viele neue Bahnen im Gehirn und das befördert Sie am aller schnellsten zur gewünschten Situation.

Allein hat es, wie Sie sich sicherlich vorstellen können, nicht so einen starken Effekt auf Sie, wie wenn Sie es mit Gesellschaft tun. Das sollte vor allem physisch passieren und nicht am Telefon, denn so ist es noch viel realer für Sie. Mit dieser Technik können Sie sicherlich sehr viel bewegen, wenn man es einmal in der Woche anwendet. Ziel ist es, die Energie zu Ihrem Vorteil zu kanalisieren.

So wird die Energie, in die Sie sich hineingedacht haben, die Energie anziehen, die Sie zum Erfolg bringen kann. Stecken Sie also Ihre Energie in die Dinge, die Sie Ihren Träumen und Leidenschaften näherbringt.

Diese Tipps und Techniken sind allerdings absolut nicht hilfreich, wenn Sie nicht umgesetzt werden. Die Umsetzung ist sogar der wichtigste Punkt, bei dem die meisten Menschen scheitern. Sie wissen nicht, wie Sie die Techniken für sich nutzen können und verlieren das Durchhaltevermögen. Wobei diese Techniken genau dazu da sind, um das Durchhaltevermögen zu maximieren. Egal, ob Sie nun beliebter werden möchten oder besser in einer Sportart werden wollen. Sie müssen Arbeit und Zeit investieren.

Nichts kommt von heute auf morgen und vor allem nicht von allein. Sie müssen sich bewusstmachen, dass Sie selbst dafür verantwortlich sind, wie Sie die Dinge erblicken und ihr Leben gestalten. Dinge, die wir nicht oft gewohnt sind, möchten wir nicht so gerne umsetzen, obwohl genau das für uns zielführend sein kann.

In der Regel sind wir die ersten Tage total motiviert, doch sobald nicht direkt eine Veränderung eintritt, folgt schnell die Enttäuschung und der Frust. Meistens reicht es, wenn wir es an einem Tag auslassen, um es komplett zu verdrängen und auf Eis zu legen.

Dies bricht einem das Genick, denn die tägliche Umsetzung wird erst Erfolge bringen. Es muss zu einer gängigen Gewohnheit werden, sodass man gar nicht mehr darüber nachdenken muss. Mit der Zeit wird es zu einem automatisierten Ablauf, der einfach dazu gehört. Machen Sie Termine mit sich selbst aus, in denen Sie sich genau darauf fokussieren, was Sie tun möchten. Machen Sie Ihr Handy aus und nehmen Sie sich die Zeit für Affirmationen und Visualisierungen.

Sollte Ihnen dies schwerfallen, holen Sie sich jemanden dazu, der Ihnen durch Fragen oder einem Dialog das Bild in Ihrem Kopf klarer erscheinen lässt. Voraussetzung hierbei ist aber ein positives Grundgefühl. Wenn Sie schlecht drauf sind oder zu viele Probleme im Kopf haben, wird es nicht so einen starken Effekt auf Sie haben, wie wenn Sie einen „freien“ Kopf haben. Machen Sie sich einen genauen Plan. Schauen Sie, wann Sie Zeit haben, um sich selbst neu zu finden. Probieren Sie neue Dinge aus und kümmern Sie sich um sich. Egal, was die anderen behaupten. Sie sind selbst für Ihr Leben verantwortlich und müssen nicht mit dem Finger auf andere zeigen. Wenn Sie Veränderung möchten, dann müssen Sie genau jetzt die Initiative ergreifen. Niemand wird Sie von jetzt auf gleich selbstbewusster oder attraktiver machen. Dies ist ein Prozess, für den Sie selber verantwortlich sind, ob er nun voranschreitet oder stagniert.

Die Kraft liegt im Inneren von jedem von uns. Wir müssen Sie allerdings aktivieren und uns jeden Tag bewusst darüber werden, wo unsere Energie hinfließt. Die richtigen Werkzeuge haben Sie an die Hand bekommen. Nun gilt es zu handeln!

Mit Gefühlen umgehen

Man spürt Gefühle körperlich. Gefühle haben also einen Effekt auf unseren Körper. Wenn wir also etwas begegnen, was Gefühle in uns auslöst, dann neigen diese Gefühle dazu, in den Kopf zu steigen. Das bedeutet also, wenn wir Gefühle in unserem Körper haben, neigt es dazu, dass die Gedanken davon gefährdet werden.

Die negativen Gefühle steigen in den Kopf.

Genau dann fangen die Menschen an, darüber nachzudenken und Begründungen zu suchen. Hier kann man sich leicht in einer negativen Gedankenschleife verlieren. Das Wichtige ist allerdings, dass diese negative Gedankenschleife die Gefühle erzeugt. Ihre Gedanken erzeugen Ihre Gefühle. Wenn Sie also Ihre Gefühle in den Kopf steigen lassen, erzeugen die Gedanken mehr von diesen Gefühlen. Die Gefühle werden intensiver, steigen wieder in den Kopf und erzeugen noch mehr negative Gedanken. In diesem negativen Teufelskreis stecken viele Menschen. Dem gilt es natürlich zu entfliehen und sich mit positiven Gedanken diesen Kreislauf zunutze zu machen.

Das Negative kann aber auch im Kopf beginnen. Wenn Sie sich ständig negative Gedanken gegenüber dem Job oder in Ihrer Beziehung machen, dann erzeugen diese Gedanken wiederrum Gefühle. Der Prozess von Denken und Fühlen funktioniert also in beide Richtungen. Mit einer entsprechenden Wahrnehmung funktioniert der Umgang mit Gefühlen weitaus besser. Ein kleines Beispiel:

Sie streiten sich mit einem Freund. Direkt macht sich Wut im Bauch breit und Sie sind verletzt. Vielleicht wollen Sie ihm auch Dinge an den Kopf schmeißen oder eventuell sogar kämpfen, um Ihre Ehre zu bewahren. Das alles ist aber keine Lösung. Sie müssen lediglich das Gefühl von Wut annehmen. In so einer Situation schießen sehr viele Gedanken durch den Kopf. Teilweise total unüberlegte Gedanken - Sie denken über den Rückzug nach oder planen bereits die Rache. Diese Gedanken sind allerdings komplett von dem Gefühl der Wut gesteuert. Wenn wir also das Gefühl der Wut annehmen und es nicht in den Kopf gelangen lassen, unterbrechen wir den negativen Teufelskreis zwischen Gedanken und Gefühlen. Wenn dies gelingt, kann das Gefühl der Wut kommen und sich langsam wieder verabschieden, ohne zusätzlich von den Gedanken bestärkt zu werden. Sie vereinfachen Ihr Leben mit dieser Technik ungemein. Auch, wenn das Gefühl immer intensiver wird, wird es mit der Zeit abflachen, wenn Sie Ihre Gedanken strikt von dem Gefühl trennen. Dieses Phänomen kann man auch bei Kindern beobachten. Im ersten Moment weinen Sie und sind ganz traurig - doch in der nächsten Sekunde lachen Sie und haben bereits vergessen, weshalb Sie traurig waren. Kinder lassen ihre Gefühle so sein, wie sie sind. Sie nehmen sie ganz einfach an und dadurch verschwinden sie auch wieder.

Eine weitere Problematik ist, die Gefühle nicht zu erlauben. Es gibt Momente, da darf man nicht wütend oder traurig sein. Am besten wäre es doch ein Roboter zu sein, der Nichts fühlt und einfach seinen Aufgaben nachgeht. Als Kind wurde uns beigebracht, dass man nicht wütend oder aggressiv sein darf oder als Junge nicht weinen darf. Dies ist natürlich nicht richtig.

Wenn wir die Gefühle nicht fühlen, entwickeln wir Verdrängungsstrategien. Das heißt, wir verdrängen die Gefühle und drücken Sie weg. Dadurch entstehen emotionale Blockaden. Die Energie möchte in deinem Körper fließen und du hinderst Sie daran. Wenn du sie allerdings fließen lässt, wird sie natürlicherweise auch wieder abfließen. Hindern Sie die Energie allerdings daran zu fließen, wird sich alles in Ihnen stauen. Dies kostet sehr viel Energie. Viel mehr, als die Emotion einfach anzunehmen und sie wieder abfließen zu lassen. Dies ist der Grund, warum es vielen Menschen emotional so schlecht geht. Sie schleppen zu viel emotionalen Ballast mit sich herum. Dies macht sich auf Dauer in der Gesundheit bemerkbar - beispielsweise durch Innere Unruhen, Kopfschmerzen und Burnouts. Spätestens da sollten wir achtsamer werden und gesünder mit unserem Geist umgehen.

Vielleicht nehmen Sie die Energien nicht bewusst wahr, doch annehmend zu fühlen, ist einfach den Gefühlen freien Lauf zu lassen. Geben Sie sich selbst die Erlaubnis. Lassen Sie aber nicht zu, dass die Gefühle in den Kopf steigen. Nehmen Sie sich auch in Acht vor den Gedanken, die wiederrum Gefühle erzeugen. Den Ausstieg schaffen Sie nur, wenn Sie Ihren Gedanken keine Beachtung schenken, und Ihre Gefühle voll ausleben. Es braucht Arbeit, die Gedanken in die richtige Richtung zu lenken, um demnach auch die gewollten Gefühle zu erzeugen. So können wir uns aber die Lebensfreude zurückholen. Indem wir aktiv gegen negative Gedanken arbeiten und sie durch positive ersetzen. So kommen Sie zu Ihrer persönlichen Balance zurück.

Fangen Sie am besten direkt an und Sie werden merken, dass Sie Herr Ihrer eigenen Emotionen sind und nicht andersherum. Lassen Sie Ihren Gefühlen freien Lauf und versuchen Sie nicht positive oder negative Gefühle zu verdrängen. So gehen Sie weitaus gesünder mit Ihrem Geist um, der sich dafür auch revanchieren wird. Machen Sie ausfindig, welche großen Emotionen Sie gerade beschäftigen und beobachten Sie diese. Lassen Sie die Energie fließen und werfen Sie Ihren emotionalen Ballast ab. Sie werden ein Gefühl der Erleichterung erfahren, wenn Sie es geschafft haben, durch Training, Ihre Emotionen besser zu kontrollieren. Lassen Sie sich nicht von Ihren Emotionen leiten, denn Sie sind der Herr Ihrer Selbst.

Nachwort

Liebe Leserin,

lieber Leser,

ist es nicht schön, wenn man, nach dem Lesen sich nochmal hinsetzt, entweder mit einem schönen heißen Kaffee oder einer leckeren Tasse Tee um das Gelesene Revue passieren zu lassen?

Es sind viele Kleinigkeiten - nicht immer das Große um einfach auf Dauer, zufrieden und glücklich zu sein.

Um genau diesen Zustand erreichen zu können, möchte ich Ihnen im Anschluss „Die Boosterbibel für mehr Selbstbewusstsein“ vom Autor Marc Netzer, schenken. Sie werden dadurch noch mehr Selbstvertrauen erlangen und dieses wird Sie weiterhin auf Ihren Weg erfolgreich unterstützen können.

Ich sage mal „Tschüss, ich werde positiv!“

Ihre

Alexandra Josephine Südlauer-Heyer

Die Boosterbibel für mehr Selbstbewusstsein

Marc Netzer

1. Auflage

2020

Warum Selbstbewusstsein aufbauen?

Was ist der Unterschied zwischen Selbstbewusstsein und Selbstwertgefühl?

Um diese äußerst wichtige Thematik zu verstehen, müssen Sie zunächst verstehen, worin der Unterschied zwischen Selbstbewusstsein und Selbstwertgefühl liegt. Grundsätzlich handelt es sich bei diesen beiden Begriffen nicht um dasselbe.

Selbstbewusstsein beschreibt grundsätzlich Ihre eigene Wahrnehmung. Sie sind sich selbst bewusst - daher lieben und respektieren Sie sich, Sie sind sich Ihren Stärken und Schwächen bewusst und wissen sich selbst zu schätzen. Sind Sie selbstbewusst, so ordnen Sie sich niemanden unter, beziehungsweise haben zu keinem Zeitpunkt das Gefühl, sich jemandem unterordnen zu müssen.

Selbstwertgefühl wiederum beschreibt das Selbstwertgefühl, Ihr eigener Wert, welches Sie für sich empfinden. Dieses wird meist durch Ihre Lebensgeschichte und Ihre Errungenschaften sowie persönliche positive und negative Ereignisse, Erlebnisse hervorgerufen und geprägt.

Woran Sie merken, dass es Ihnen an Selbstvertrauen mangelt?

Es gibt immer mehrere Anzeichen, die verdeutlichen, dass Sie nicht selbstbewusst genug sind und umgehend handeln sollten. Sind Sie nicht selbstbewusst genug, so zeigt sich dies oft daran, dass Sie um Aufmerksamkeit kämpfen oder ständig das Gefühl haben, um Aufmerksamkeit kämpfen zu müssen. Suchen Sie nach Aufmerksamkeit, so haben Sie wahrscheinlich das Gefühl, stetig Anerkennung bekommen zu wollen, gar zu müssen. In Wahrheit aber bekommen Sie wahrscheinlich gar nicht weniger Aufmerksamkeit als andere Personen in Ihrem Familien- oder Freundeskreis, jedoch ist in diesem Fall die eigene Wahrnehmung getrübt, welches dann ein Gefühl der mangelnden Anerkennung hervorrufen kann.

Ein mangelndes Vertrauen in sich selbst kann sich außerdem darin zeigen, dass Sie oftmals sehr schnell über andere Personen oder bestimmte Situationen urteilen, anstatt abzuwarten oder bestimmte Umstände einfach zu akzeptieren. Sie geben sich wahrscheinlich oftmals nicht mit bestimmten Umständen zufrieden. Dies kann bei Ihnen gerade auftreten, wenn Sie immer perfektionistisch denken oder das Gefühl haben, perfekt sein zu müssen. Ein weiteres Anzeichen dafür, dass Sie nicht selbstbewusst genug sind, zeigt sich vielfach darin, dass Sie mit Kritik von Ihren Freunden und Bekannten nicht umgehen können. Selbstbewusste Menschen hingegen wissen mit Kritik umzugehen und zwischen guter und schlechter Kritik zu unterscheiden. Menschen mit einem geringen Selbstwertgefühl werten den Großteil anderer Meinungen als einen persönlichen Angriff.

Neigen Sie eventuell dazu sich oftmals mit anderen Personen, wie etwa Ihren Freunden oder Bekannten zu vergleichen? Dies kann ebenfalls ein Zeichen dafür sein, dass Sie nicht in sich selbst vertrauen. Wer sich oftmals mit anderen vergleicht, fühlt sich häufig minderwertig. Dies führt dazu, dass Sie sich ausschließlich auf Ihre Schwächen fokussieren, was ein weiteres Anzeichen für einen Mangel an Selbstvertrauen ist. Sehr selbstbewusste Menschen hingegen konzentrieren sich auf positive Dinge und auf die Dinge, die sie besonders gut können. Sie sagen sich erneut instinktiv aus dem Unterbewusstsein heraus, wie schlecht sie doch in diesen oder in anderen Dingen sind. Doch was hat man davon, wenn man sich selbst immer wieder sagt „das kann ich nicht", „das möchte ich nicht, weil ich es mir nicht zutraue". Richtig, gar nichts!

Deswegen ist es wichtig, daran zu arbeiten ein starkes Selbstwertgefühl und somit auch ein starkes Selbstbewusstsein aufzubauen. Je stärker Sie innerlich sind, je mehr Sie es lernen sich selbst wertzuschätzen, umso selbstsicherer werden Sie in vielen Lebenslagen, vor allem in Ihrem Alltag und in Ihrem beruflichen Umfeld. Sie wirken souveräner und machen sich dadurch auch nahezu unverwundbar.

Warum sollten wir unser Selbstwertgefühl, das Vertrauen in uns selbst stärken?

Es gibt tausend Gründe, welche dafürsprechen, genügend Selbstvertrauen aufzubauen. Der wichtigste Grund allerdings liegt darin, zu lernen, sich selbst zu akzeptieren, mit allen Ecken und Kanten! Nur die Akzeptanz der eigenen Person führt zu einem glücklichen, und zufriedenem Leben. Sind Sie mit sich selbst im Reinen, so gehen Sie in allen Bereichen positiver durch das Leben. Lernen Sie sich selbst zu akzeptieren, so lernen Sie sich selbst gleichzeitig auch besser kennen. Sie fangen an sich mit sich selbst zu beschäftigen und Probleme, die im Laufe des Lebens auftauchen nicht mehr vor sich herzuschieben, sondern diese sofort zu lösen. Ebenso kann es sein, dass negativ erlebtes, was schon Jahre, bis zur Kindheit zurückliegt, endlich von Ihnen aufgearbeitet wird. Dies führt auch dazu, dass Sie nicht mehr das Gefühl haben an bestimmten Dingen und Problemen Schuld zu sein. Sie können die Dinge und Geschehnisse nicht rückgängig machen und erleben aufgrund dessen eine viel neutralere Sicht. Lernen Sie sich zu befreien, sich nicht schuldig zu fühlen, verzeihen Sie sich und vielleicht auch Ihren Mitmenschen, die nicht gut zu Ihnen waren und schon werden Sie Schritt für Schritt viel positiver und selbstbewusster durch das Leben gehen.

Vertrauen in sich selbst, kann Ihnen außerdem Stärke verleiten. Lieben und respektieren Sie sich, so wissen Sie, wozu Sie im Stande sind. Sie spüren förmlich, dass Sie nichts so schnell aus der Bahn werfen kann. Mit dieser Energie, mit diesem Zugewinn an psychischer Stärke ist es Ihnen nun möglich ganz neue Ziele im Leben anzusteuern. Dies gilt für den Beruf sowie für das private Leben.

Werden Sie selbstbewusster, so lernen Sie auch, Probleme nicht mehr als negativ anzusehen, sondern betrachten diese als kleine Hindernisse, welche überwindbar sind und Ihnen mehr Kraft geben können. Sie sehen somit das Positive in bestimmten Lebensumständen - das Negative hingegen blenden Sie aus. Sie schenken dem Negativen nicht mehr die Aufmerksamkeit, die es vorher bekommen hat. Voller Energie durch Ihre selbstbewusstere Lebensweise entwickeln Sie nun auch eine neue Einstellung zum Leben: Sie sind interessierter daran stetig zu lernen und sich neues Wissen anzueignen.

Mehr Vertrauen zu Ihnen selbst kann aber auch die kleinen Bereiche des Lebens stärken. Beispielsweise werden Sie kommunikativer, ziehen sich nicht mehr vor aufregenden Gesprächen zurück, sondern meistern diese selbstbewusst. Eine natürliche und kleine Nervosität ist zwar vorhanden aber Sie haben gelernt sich auf Ihre Stärken zu konzentrieren, Ihre Bedürfnisse zu erfüllen, und Sie lernen außerdem mit Kritik umzugehen und diese zu nutzen, um sich selbst weiterzuentwickeln. Sie wissen ganz genau, dass man es nicht allen Menschen Recht machen kann. Darüber hinaus haben Sie nie das Gefühl, sich selbst vor anderen Personen profilieren zu müssen, geschweige denn, sich zu rechtfertigen, denn Sie sind sich Ihres eigenen Wertes bewusst.

Eine selbstbewusstere Lebensweise kann Ihr Leben grundsätzlich verändern: Sie werden glücklicher und ruhiger. Außerdem ändert sich Ihre Lebenseinstellung vom Negativen ins Positive. Auch Ihre Gefühle anderen Menschen gegenüber verändern sich grundlegend. Sind Sie sich Ihrer selbst bewusst, so wissen Sie anderen Menschen gegenüber, Gefühle und Emotionen wie Liebe und Anerkennung zu zeigen. Ihre zwischenmenschlichen Beziehungen werden dadurch gestärkt und Sie erhalten dieselben Gefühle von anderen Menschen zurück. Wer nicht selbstbewusst lebt, wird immer negativ eingestellt bleiben und niemals anfangen, wirklich zu leben!

Nur so haben Sie die Möglichkeit sich aus Ihrem eigenen inneren Gefängnis zu befreien.

Selbstbewusstsein

Kennen Sie es? Es gibt Personen, die betreten einen Raum und auf einmal verändert sich die wahrgenommene Stimmung. Diese Personen können sehr unterschiedlich sein. Manche sind leise, auf den ersten Blick unauffällig, erst beim zweiten Hinsehen erkennt man jemanden, der in sich ruht, dessen Augen funkeln und der eine sehr angenehme Ruhe ausstrahlt, neben der Ruhe wirkt diese Person schon als vertrauenswürdig.

Andere wiederum sind die geborenen Unterhalter. Ihnen zuzuhören ist amüsant oder lehrreich oder man folgt ihren Ausführungen mit freundlichem Interesse oder mit Begeisterung.

Der erste und auffallende Unterschied zwischen einer Person mit oder ohne Selbstbewusstsein fällt im Kontakt direkt auf. Menschen mit einem starken Selbstbewusstsein werden wahrgenommen, die ohne weniger.

Ein Mensch mit Selbstwert wirkt authentisch, glaubwürdig, sympathisch. Nichts an ihm verlangt nach ständiger Aufmerksamkeit, weil er die äußere Aufmerksamkeit nicht benötigt und die innere Ruhe und Zufriedenheit gefunden hat. Kritik belastet ihn nicht und die eigene Meinung steht nicht als oberstes Gebot im Vordergrund.

Wer selbstbewusst ist, kann an Projekten scheitern, aber er wird schneller wieder aufstehen als Menschen ohne ein starkes Selbstwertgefühl. Denn eine generelle Erfolgsmöglichkeit wird von ihm nicht angezweifelt.

Erfolg ist schön, aber nicht unbedingt für jeden Menschen erstrebenswert. Es kommt immer darauf an, welche persönlichen Ziele man verfolgt.

Wann entwickelt sich der Selbstwert?

Der Selbstwert entwickelt sich im Allgemeinen bereits sehr früh in der Kindheit. Lücken zeigen sich gerne erst später und müssen dann sehr bewusst angesehen und gefüllt werden. Diese Lücken und Defizite zeigen sich zumeist, wenn wir in der Blüte unseres Lebens sind, meist nach den ersten Berufserfahrungen oder unmittelbar nach dem Studium. Je älter man wird, je bewusster wir versuchen zu leben, umso mehr fallen diese Defizite ins Gewicht. Uns fällt dann auf, dass wir manche Glaubenssätze von unseren Eltern übernommen haben, die heute einfach nicht mehr haltbar sind bzw. durch eigene Erfahrungen nicht bestätigt werden können. Das zeigt sich vor allem daran, wenn Eltern die Kinder mit größtmöglicher Vorsicht und Bedachtheit erzogen haben und das Kind „keine" eigenen Erfahrungen sammeln konnte. Des Weiteren gibt es auch Eltern, die Ihren Kindern immer wieder versuchen einzutrichtern: „du kannst dieses und jenes nicht".

Ist es Ihnen vielleicht auch so ergangen?

Dann haben sie sicherlich irgendwann gespürt, dass Ihre eigentlichen freien Entscheidungen gar nicht so freiwillig sind, wie es scheint, denn Ihr Unterbewusstsein hält Ihnen, ohne dass es Ihnen sofort spürbar auffällt, diese Glaubenssätze vor. Diese werden von Ihnen unwillkürlich immer mit einbezogen. Deswegen ist es wichtig, zu verstehen und zu lernen, dass man Glaubenssätze ändern kann, man kann sie korrigieren. Sie müssen mutig sein, Sie müssen Grenzen überschreiten, dann gelingt es Ihnen, Ihre eigenen Interessen und Ziele Schritt für Schritt umzusetzen. Wie das geht, zeige ich Ihnen Schritt für Schritt im Verlauf dieses Buches.

Ein stabiler Selbstwert ist, wie ein sicheres Gerüst, das hilft, sich anderen Menschen gegenüber sowohl abzugrenzen als auch Distanzen zu überwinden.

Fehlender Selbstwert wirkt sich immer fatal aus und wird in den unterschiedlichsten Lebenslagen deutlich. Kritik wird als Angriff gewertet, eine andere Meinung als Widerspruch. Tragisch ist, dass fehlender Selbstwert nichts ist, was sich der Mensch in erster Linie selbst zu verdanken hat.

Erinnern Sie sich, als ich vorhin geschrieben habe, dass Glaubenssätze uns eingetrichtert werden. Nun ist es im Lauf des Lebens so, dass wir auch in der Kindheit die eine oder andere Erfahrungen sammeln, wovor unsere Eltern uns gewarnt hatten. Diese speichern wir ganz unbewusst mit einer positiven Bestätigung und dem Glaubenssatz ab, wie z.B.: „

Mein Vater hatte Recht......“. Dass man die eigentliche Situation oder das Erlebte nicht grundsätzlich mit dem Glaubenssatz der Eltern vergleichen kann, ist für unsere Wahrnehmung kein Unterschied. Aber genau dieser kleine Unterschied bestätigt uns, dass der „Vater“ recht hatte und wir festigen damit diesen Glaubenssatz. Das geschieht alles von ganz alleine und je mehr wir in diesen Zwiespalt geraten, umso schlimmer wird es; es kommen Versagensängste hinzu.

Man konzentriert sich immer mehr auf die eigenen Schwächen, anstatt auf seine Stärken. Genau dahin müssen Sie zurückfinden, sich auf Ihre Stärken zu konzentrieren. Es ist ganz normal, dass man Schwächen sowie auch Stärken hat. Es kommt einzig und allein darauf an, auf welche Seite wir uns konzentrieren.

Und wenn wir uns auf unsere Stärken besinnen, ist es nur logisch, dass der Selbstwert etwas mit Selbstliebe zu tun hat. Um andere Menschen ernsthaft zu respektieren und lieben zu können, ist es erforderlich, die eigene Liebesfähigkeit zu entwickeln. Also, lieben Sie sich selbst.

Solange einem das nicht gelingt, ist es sehr wahrscheinlich, dass die Leistungen anderer nicht mit Bewunderung aufgewertet werden, aber dafür mit Neid und Verachtung abgewertet werden.

Selbsterkenntnis

Ein wesentlicher Punkt der Selbsterkenntnis ist, bei anderen Menschen wahrzunehmen, was an ihnen gehasst oder abgelehnt wird. Hier liegen eigene Probleme begraben, die erkannt werden müssen, um Veränderung zu ermöglichen.

Nicht nur der eigene Partner dient als Spiegel, sondern prinzipiell kann jeder Mensch, mit dem man sich umgibt, zeigen, wo bei einem selbst Probleme liegen. Der Aufbau des Selbst ist kein strategischer Plan, es sind keine Übungen notwendig, die in der Gruppe gemeistert werden – so nett und schön das sein kann.

Erforderlich ist es, die Schwächen zu erkennen oder die Stärken herauszuarbeiten und damit ressourcenorientiert zu arbeiten, was unter Umständen sogar der bessere – weniger schmerzvollere – Weg ist.

Die Einordnung ertragener Verletzungen nach Stefanie Stahl bietet den Vorteil, den verletzten Selbstwert auf wenige Faktoren, die angesehen werden müssen, reduzieren zu können. Das macht den Aufbau nicht leichter, dennoch in der Gestaltung übersichtlicher. Somit kann Eifersucht als eindeutiges Problem fehlender Bindung oder nicht vorhandener Sicherheit eingeordnet werden.

Ein Essproblem oder gar eine Essstörung hängt möglicherweise sehr stark von der Lustbefriedigung ab.

Es ist also nötig, die Situation zu betrachten, um den inneren Schmerz zu entdecken und zu begreifen.

Tatsächlich geht es darum, dem ehemaligen Kind (auch nach Stefanie Stahl) eine Heimat zu geben und es mit der Welt zu versöhnen.

Im Internet findet man viele Seminare, wie man mangelnden Selbstwert aufbauen soll. Doch stelle ich mir als Autor und als Person die Frage, ob ich mich auf irgendwelchen Seminaren herumtreiben möchte, unter Gleichgesinnten und ich mich diesen anvertraute und vor jedem einzelnen auch das Tatsächliche preisgeben möchte.

Daher bin ich persönlich immer ein Fan von Vorlesungen, gerade wenn es sich um so ein intimes Thema handelt.

Wie bereits erwähnt basiert ein fehlender Selbstwert auf einer Verletzung und falschen Glaubenssätzen, die allgemein in der Kindheit stattgefunden haben und die aus heutiger Sicht sogar völlig banal sein können, aber in der Psyche als Bedrohung wahrgenommen wurden.

Dieser Punkt ist sehr wesentlich beim Selbstwertaufbau. Es ist sehr entscheidend, wie eine Situation beurteilt wird. Wird sie positiv gewichtet oder negativ beurteilt? Kraft wird nur aus dem ersten Fall erwachsen können.

Sie verstehen nun, dass was wir tun und wie wir handeln, von unserer Denkweise abhängt. Ist das Glas nun halb leer oder halb voll?

Der weitere Weg sich zu stärken ist die Arbeit mit den Verletzungen des Kindes einerseits eine freundliche Sicht generell auf das Leben andererseits.

Selbstwertverletzungen

Selbstwertverletzungen liegen sehr tief vergraben und werden nicht durch die Anwendung platter Attitüden geheilt. Meistens liegen ganz klare Probleme vor und selten hat man damit zu kämpfen, andere Menschen zu sehr zu lieben. Das Gegenteil ist leider der Fall.

Trotz allem bleibt die Frage, ob es sinnvoll ist, im Schmerz zu wühlen, um dann später doch noch irgendwann über den Dingen zu stehen. Möglicherweise macht es mehr Sinn, von vornherein ressourcenorientiert zu arbeiten und den Schmerz damit größtenteils zu umgehen.

Auch hier ist es leider nicht damit getan, sich jeden Tag zu sagen, wie toll man ist, welch hervorragende Arbeit ausgeführt wird. Das reicht alles nicht aus.

Anerkennung

Jeder Mensch hat Bereiche, in denen er Lob erhaschen möchte, aber ein Lob muss ehrlich sein und aufrichtig. Es würde Ihrer Persönlichkeit nicht viel nützen, wenn Sie Lob in anderen Bereichen erhalten, womit Sie sich nicht zu 100% identifizieren können.

Dazu möchte ich Ihnen ein kleines Beispiel von mir selbst preisgeben. Ich schreibe Bücher, weil ich es Liebe, ich liebe es mich mit der Psyche des Menschen auseinanderzusetzen. Ich liebe es, Menschen behilflich sein zu können. Wenn meine Werke dazu beigetragen haben, dass ein Leser oder Besucher meiner Vorlesungen, Fortschritte gemacht hat, erfüllt mich das. Wenn mir jemand ein Lob oder eine Danksagung ausspricht, erfüllt es mich mit Stolz und treibt mich immer weiter voran, mehr zu schreiben, noch mehr zu recherchieren, immer weiter mein Bestes zu geben.

Jedoch gab es vor meiner Autorenzeit (ich veröffentliche Bücher unter 7 verschiedenen Pseudonymen) auch einen ganz stinknormalen Beruf, welchen ich zwar nett und interessant fand, der jedoch nicht meine Erfüllung war. Anscheinend war ich dort auch gut und Kollegen und Kunden lobten mich zu genüge. Jedoch war mir diese Anerkennung fast gleichgültig. Nur selten habe ich eine Anerkennung auch angenommen. Aus heutiger Sicht hätte ich auch damals jede Anerkennung in mir aufsaugen müssen.

Dennoch ist ein Lob, eine Anerkennung in Bereichen, die man wirklich gerne macht, nicht vergleichbar!

Dennoch fordern Sie diese Anerkennung ein, sagen Sie ruhig mal zu sich selbst oder zu Ihren Kollegen „Na, wie habe ich das gemacht?“ Seien Sie stolz darauf, nehmen Sie diese an und Sie werden weiterwachsen.

Stärken und Schwächen

Die eigenen Stärken sollten eindeutig mit den Bedürfnissen mit Ihrer Persönlichkeit korrespondieren.

Sie sollen einfach stimmig sein.

Sie müssen Ihre Schwächen ebenfalls ansehen. Denn sehe und erkenne ich meine eigenen Schwächen nicht, verwehre ich mir den Blick auf mein persönliches Entwicklungspotential. Einerseits reden Sie sich möglicherweise ein, besonders begabt zu sein, ohne dass das in Ihrem Fall zutrifft.

Analysieren Sie sich, schreiben Sie doch einfach mal klassisch auf eine Stück Papier auf, was Ihre Stärken sind und was Ihre Schwächen!

Wenn Sie Ihre Stärken und Schwächen notiert haben, dann überlegen Sie warum diese genau Ihre Stärken/Schwächen sind, begründen Sie diese und notieren sich alles exakt darunter.

Wenn Sie zum Beispiel gerne malen und Sie dieses Hobby als Stärke betrachten, sollten Sie in der Lage sein, das eigene Schaffen und den eigenen Fortschritt zu beurteilen. Allerdings müssen die zu betrachteten Stärken nicht immer aus dem Freizeitbereich kommen – auch wenn wir glauben, dass der Beruf wesentlich ist. Dazu ein Beispiel: Es gibt Fotografen, die seit 30 Jahren glücklich auf dem Gleichen – von außen betrachtet, schlechtem – Niveau arbeiten und denen das Fotografieren unbändige Freude bereitet. Sie sehen also, dass Stärken nichts mit Erfolg zu tun haben müssen, im besten Fall vielleicht mit Talent und auch das ist nicht erforderlich.

Erforderlich ist es, egal was Sie gerne machen, dabei vielleicht in einen Flow (eine innere Ruhe, einen Fluss der Leichtigkeit) geraten, abzutauchen, um tief bei sich selbst zu sein. Wem das gelingt, der hat seinen Selbstwert in sich entwickelt. Er findet Glück und Zufriedenheit im Umgang mit sich selbst.

Diese Fähigkeit sich selbst – auch einmal ohne andere Kontakte unterhalten und beschäftigen zu können, mit sich im Einklang zu sein, ist eine sehr wesentliche Ressource, die auch vor Einsamkeit im hier und heute, sowie im Alter schützen kann.

Damit ist nicht gemeint, sich im Zimmer einsperren, um Kontakte zu vermeiden. Wer allerdings in der Lage ist auch mit sich selbst zu agieren, kann nicht ohne Weiteres einsam werden. Da dürfen Polaritäten betrachtet werden. Nicht alles, was direkt logisch erscheint, ist es auch.

Es ist wichtig, dass Sie sich eine physische und psychische Wohlfühloase schaffen, inkl. einem Rückzugsort, der nur Ihnen ganz alleine gehört, egal ob von physischer oder psychischer Natur.

Nun mag mancher denken, es läge auf der Hand, dass ein Mensch mit vielen Kontakten eher nicht einsam sein kann. Das ist aber eine irrsinnige Unterstellung. Einsam zu sein, ist auch unter Menschen möglich, während sich jemand mit sich selbst alleine fühlen kann.

Stellen Sie sich bitte einmal vor, Sie sind nicht selbstbewusst, haben zwar einen großen Bekannten- und Freundeskreis, aber selbst wenn Sie unter Ihnen sind, halten Sie sich ziemlich bedeckt und etwas zurückgezogen, vielleicht aus Angst etwas falsches zu sagen oder auf einer Party oder anderen Situationen in eine peinliche Situation zu geraten. Sie würden eventuell gerne mal so richtig aus sich herauskommen und sich genauso mit einbringen, wie es die anderen machen. Eventuell spüren Sie sogar einen Wunsch, sich einfach mal genauso offenherzig und frei zu fühlen, wie die anderen.

Bewunderung

Bewundern Sie eventuell andere Personen aus Ihrem Bekannten und Freundeskreis?

Viele Menschen sind immer ganz vorne dabei, weil sie es sich einfach machen. Sie scheren sich nicht darum, ob etwas peinlich rüberkommt oder, ob sie von anderen bewertet werden. Diese Personen leben im hier und jetzt, nicht gestern und nicht morgen, sie machen instinktiv das Richtige. Sie können das auch, sprengen Sie Ihre Ketten, leben Sie, genießen Sie Ihr Leben, Ihren eigenen Moment, lassen Sie einfach mal los.

Wenn Sie gelernt haben und mutig waren einfach mal zu genießen, einfach mal loszulassen und dabei in eine persönliche Glückseligkeit, Zufriedenheit geraten, kommen Sie ihrem Ziel immer näher. Die innere Einsamkeit schwindet, Ihr Selbstwertgefühl wächst kontinuierlich an, somit auch Ihr Selbstbewusstsein.

Dieses gilt für Sie persönlich und ihren Beruf, seien Sie authentisch, nicht perfektionistisch, denn Perfektionismus macht krank.

Wenn Sie mit sich selbst glücklich sein können, und sei es nur zeitweise für kurze Momente, haben Sie in Richtung Selbstwert bereits eine Menge in sich investiert.

Dieser Weg ist – von anderen Wegen abgesehen – nicht unbedingt besser, aber vermutlich weniger von Schmerzen begleitet. Traurig ist es dann, wenn ein Mensch nichts findet, was ihn ins Glück versetzt, ablenkt und mit sich selbst in eine tiefe Verbindung bringt.

Was den eigenen Selbstwert betrifft, sollte man mit Vergleichen vorsichtig sein. Es gibt Menschen, die wirken unglaublich selbstbewusst, ohne es wirklich zu sein – und natürlich auch umgekehrt.

Ob jemand über einen gesunden Selbstwert verfügt oder nicht, stellt sich meist nur im Lauf der Zeit durch Interaktionen mit der Person dar.

Perfektionismus

Eben sprach ich von Perfektionismus und möchte hier noch einmal etwas näher darauf eingehen, denn wir erleben gerade im Berufsleben, dass man immer perfekt sein sollte und genau dazu möchte ich Ihnen etwas Folgendes erläutern.

Dazu ein Auszug aus meinem Buch:

„Angst- und Panikattacken – Der Tyrann in Dir“:
(Das „Du“ ist in diesem Praxisbuch die Ansprache des Lesers)

Perfektion ist ein Übel für fast aller Laster!

Ehrgeiz und der Reiz gewisse Dinge im Leben zu verändern und zu erreichen ist nötig, um seine Ziele nicht aus den Augen zu verlieren bzw. seine Ziele zu erreichen. Wenn jedoch die Perfektion im Vordergrund rückt, wird es krankhaft. Angst, Fehler zu begehen. Die Angst, mit Konsequenzen leben zu müssen. Die Angst als Versager zu gelten. Sich selbst dafür zu bestrafen.

Perfektionismus ist modern und prägt den heutigen Zeitgeist und liegt unseren Wertvorstellungen zugrunde und dominiert so in unseren Köpfen.

Kaum jemand kann sich dem entziehen. Wenn Menschen den Zwang verspüren, alles so perfekt wie möglich zu machen, gilt dies im Berufsleben als ehrwürdig. Im privaten kann dieses gerade in einer Partnerschaft extrem belasten.

Ein Perfektionist vermeidet es unter allen Umständen Fehler zu machen. Er hat Angst vor der Blöße einen Fehler gemacht zu haben. Als Perfektionist „zerfleischt“ er sich um „unangreifbar“ zu werden. Doch was steckt dahinter?

Menschen, die perfektionistisch veranlagt sind, haben ein sehr geringes Selbstwertgefühl, kaum bis gar kein Selbstbewusstsein und versuchen sich durch Perfektion zu etablieren.

Wie Sie sehen, spielt sich alles was wir tun und wie wir handeln automatisch in unserer Psyche ab und fast alles geht auf ein viel zu geringes Selbstwertgefühl zurück.

Wir müssen lernen und verstehen, dass wir fehlbar sind, dass wir nur dazulernen können, wenn wir Fehler machen und uns diese auch eingestehen. Wir leben und wir lieben, wir streiten und versöhnen uns, wir weinen und wir lachen, wir reden dieselbe Sprache aber verstehen doch etwas anderes. Du bist du, authentisch und lebens- und liebenswert!

Sei nicht so streng mit Dir selbst, erwarte auch nicht von anderen das sie Dinge besser können als Du selbst. Erwarte nicht, dass jeder so Leben musst wie du dein Leben lebst. Denn Dein Gegenüber ist nicht DU!

Respektiere von anderen die Fehler, auch dann werden Deine Fehler respektiert, Lass Dich nicht hängen, nur weil Du irgendetwas hättest besser machen können. Lass Dich nicht unterkriegen, weil Du darauf achtest nicht mehr perfektionistisch veranlagt zu sein.

Werde gelassener in Deinem Leben, lebe, lebe, lebe und habe Spaß am Leben. Wenn Du einen Job hast, der dir nicht gefällt, dann ändere es. Nimm es nicht hin, bewerbe dich oder bilde dich fort.

Akzeptiere dich so wie Du bist, akzeptiere auch, dass man nicht von allen Menschen gemocht werden kann. Stehe zu Dir, lobe Dich, erkenne dich selbst an. Verstehe, dass du alles was du tust, dich dorthin führen soll, dass Du ein zufriedenes Leben führst. Nimm es an, dass Perfektionismus eine starke Schwäche ist. Sei Neugierig und beobachte einfach mal Menschen, wenn Du in einem Cafe sitzt. Beobachte sie, schaue sie an, du wirst erkennen, dass nur ganz wenige Menschen sich lachend und voller Zufriedenheit unterhalten.

Ich nutze auch diese Möglichkeiten, gehe schon mal gerne alleine ins Cafe, beobachte die anderen Gäste. Immer wieder bin ich erstaunt, wie gelangweilt sie aussehen. Sie keinen Ausdruck besitzen. Sie sitzen einfach nur da. Manchmal kommt mir ein Gedanke: Bin ich etwa in „The Walking

Dead?". Ich möchte diese Menschen nicht als Zombies betiteln, aber als leblos. Natürlich leben sie, aber sie kommen mir vor, als würden sie nur dahinvegetieren. Keine Mimik, ein lebloser Gesichtsausdruck. Schrecklich. Sobald aber eine Person sich mit an diesen Tisch setzt, ändert es sich. Die Person erwacht. Ich ertappe mich dabei, dass ich versuche dies zu erörtern. Warum sie leblos sind, warum erwacht die Person wie auf Knopfdruck, wenn sich jemand mit zu ihr/ihm an den Tisch setzt?

Von ca. 20 Personen, die alleine im Cafe oder auf der Terrasse eines Cafes sitzen, kommt mir nur eine Person als zufrieden vor. Die Mimik einer Person verrät es, sie genießt es förmlich im Cafe zu sitzen. Sie strahlt eine Zufriedenheit aus, auch wenn sie nicht lächelt, aber ihre Mimik „lächelt".

Warum ist das so?

Wir Menschen neigen dazu wie in einem Tunnel zu leben und vergessen uns dabei selbst. Wir funktionieren nur, wir leben nicht. Leben heißt sein Leben so zu gestalten, dass man sein Leben zufrieden und selbstbestimmt lebt.

Ebenso fühlt sich jeder 2. Mensch einem Dauerstress ausgesetzt. Das schlimme an dieser Situation ist, dass sie es selbst so gewählt haben, sie beschweren sich auf der einen Seite, dass sie keine Zeit für sich selbst haben und wollen aber immer und überall mit dabei sein, aus Angst etwas zu verpassen, nicht „up to date" zu sein. Wahnsinn!

Was kann wichtiger sein, als das eigene selbstbestimmte Leben?

Dennoch scheuen es die Menschen, aus ihrem Hamsterrad zu klettern, ihren Tunnel zu verlassen. Veränderung bedeutet Arbeit und wir Menschen schlagen ganz automatisch immer den Weg des geringsten Widerstandes ein. ***- Auszug Ende***

Haben Sie sich stellenweise wiedererkannt?

Körpersprache

Alleine die Körpersprache ist ein meist unbewusster Prozess, der oft ebenso unbewusst von anderen Menschen gedeutet wird und so in die Beurteilung einer Person mit einfließt.

Niemand muss wirklich tief in diese Thematik eintauchen. Wenn Sie jetzt intensiv darüber nachdenken wird Ihnen auffallen, dass sich vieles ohne großes Wissen sehr schnell erkennen lässt. Eben weil die Prozesse unbewusst ablaufen und wir bereits über ein verstecktes Wissen verfügen, ohne dieses erklären zu können.

Es gibt geschlossene und offene Körperhaltungen. Eine geschlossene Körperhaltung kann aussagen, dass jemand schüchtern ist. Diese Haltung kann auch Zeichen einer Distanz sein bzw. einer Abwehrhaltung. Selbstbewusste Menschen stehen in der Regel immer relaxed und mit offenen Armen da, während Menschen mit einem geringen Selbstbewusstsein sich immer etwas in der Körperhaltung verschränken.

Die Körpersprache kann man letztlich nur im Kontext betrachten. Wir agieren meist auf verschiedenen Ebenen, drücken mit dem Körper, mit der Stimme und mit Worten anderes aus, als wir bewusst zugeben würden.

Auch eine Absicht kann mit der Körpersprache verbunden sein, die wiederum eine Interpretation erschwert.

Manche Dinge liegen klar auf der Hand. Einem gebeugten Menschen wird es mit Sicherheit an Selbstwert fehlen, auch dann wenn seine Haltung tatsächlich einem physischen Leiden entspringt.

Generell kommt eine lockere und leichte und aufrechte Körperhaltung eher sympathisch bei unseren Mitmenschen an, als die in sich verschlossene Körperhaltung.

Der Einfluss auf die Körpersprache ist erst einmal beschränkt. Keiner achtet den ganzen Tag darauf, wie er sich verhält. Und auch wenn die offene Körperhaltung bei anderen besser beurteilt wird, zwingen kann man sich dazu nicht.

Letztlich macht der Körper äußerlich sichtbar, was innen drin passiert. Wenn sich jemand zusammenzieht und immer kleiner wird, heißt das meistens nicht, dass er diese Haltung so toll findet. Es ist einfach eine Haltung, die mit seinem inneren Wesen korrespondiert. Er ist zurückhaltend oder verschreckt oder sogar ängstlich.

Einem Menschen, dem es gelingt, sich körperlich zu öffnen, besitzt auch innerlich diese Bereitschaft, das nach außen zu zeigen. Demnach ist es nicht damit getan, andere aufzufordern, ihre Körpersprache zu verändern. Änderungen brauchen Zeit – immer – und sind nicht radikal in ein paar Tagen umzusetzen.

Wenn Sie innerlich daran arbeiten offener werden zu wollen, werden Sie dies auch in Ihrer Körpersprache umsetzen. Auch ein bewusstes Achten auf eine bessere Körpersprache, hat umgekehrt Einfluss auf das Verhalten. Zu verstehen, dass Körper und Geist immer zusammenspielen, also eine Einheit bilden, hilft, sich zu verändern.

Wer einen steifen Körper hat, sollte seine Ansichten befragen, inwieweit dort rigide Muster zu finden sind. In einem biegsamen und weichen Körper darf man auch sanftere Ansichten vermuten. Falls das nicht mehr der Fall sein sollte, zieht der Körper irgendwann nach und vorbei ist es mit der Sanftheit und der Körper versteift sich.

Sehr lapidar ausgedrückt, darf der Körper als Auto verstanden werden, das gepflegt und gut behandelt werden möchte, und zwar von der Ernährung (Motoröl, Benzin) über Schonung (nicht überdrehender Motor), bis hin zur inneren Liebe (Pflege, Inspektion, TÜV).

Wer seinen Körper liebt, wird – Gesundheitlich vorausgesetzt – andere Bewegungen zeigen als jemand, der ein gespaltenes Verhältnis zu sich hat.

Ausstrahlung

Ausstrahlung ist also ein Gesamtpaket, welches sich im Inneren auf das Äußere übertragen muss. Ob die Augen glänzen, ob derjenige lächelt und der Klang der Stimme. Die Stimme ist ebenso ein offensichtliches Spiegelbild der Seele und sollte in keiner Weise unterschätzt werden. Jeder Mensch ist in der Lage in einer gewissen Bandbreite mit seiner Stimme zu spielen, ein bisschen hoch, ein bisschen runter. Man spürt sofort an seinem Gegenüber, wenn es ihr/ihm an irgendetwas fehlt.

Es ist sehr interessant, die eigene Stimme aufzunehmen und anzuhören. Es geht nicht nur um die Stimme, sondern auch um den Ausdruck, die Artikulation. An diesem Punkt lässt sich hervorragend arbeiten. Eine gute und volle Stimme, die angenehm klingt, öffnet Türen.

Auch hier ist es nicht selten so, dass Stimme und „Inhaber“ zumindest oft zusammenpassen. Eine piepsige Stimme hat oft mehr mit ihrem Träger zu tun, als jemand annehmen möchte. Gerade wenn eine Person in der Öffentlichkeit steht, ist seine Stimme ein wichtiges Merkmal, auf das andere achten und im Radio, sogar das einzige, was man vernimmt.

Stimmarbeit ist immer sinnvoll, in härteren Fällen helfen Logopäden, Atemspezialisten, Stimmtrainer, um Ihnen mehr Ausdruck in Ihrer Stimme zu verleihen.

Über die Stimme hinaus, ist die Mimik ein ganz entscheidender Faktor. Mit unserem Gesicht sind wir meist besser in der Lage, Emotionen auszudrücken, als es mit Worten möglich ist. Ein Lächeln kann verzaubern oder eine drohende Eskalation abwenden. Die Mimik verläuft ebenfalls, zumindest meistens, unbewusst und verrät eine Menge über eine Person.

Ebenfalls ist die Gestik wichtig. Auch mit Händen lässt sich viel ausdrücken. Sie können abwehrend sein, aufnehmend, sie verraten nicht selten innere Einstellungen.

Lediglich zwanzig Prozent unserer Kommunikation verläuft tatsächlich über die Sprache. Und die Sprache kann auch durchaus im Gegensatz zu dem stehen, was der Körper sagt. Lügen können je nach Haltung eines Sprechers angenommen werden, wenn er Großartiges verspricht, dabei aber in einer sehr beengten Körperhaltung bleibt.

Wir agieren auf so vielen verschiedenen Ebenen, die darüber entscheiden, ob wir als freundlich, glaubwürdig, souverän wahrgenommen werden. Je mehr wir tatsächlich auch nach außen der Mensch sind, der wirklich in uns steckt, desto weniger ist es nötig, auf das Verhalten zu achten, weil es einfach authentisch ist.

Wichtig ist auch zu wissen, dass eine authentische Person auch nicht immer von jedem gemocht wird. Eines ist er aber: Ehrlich und er ist bei sich selbst. Generell bleibt es eine Frage, ob jemand tatsächlich sein muss, wie andere es von ihm erwarten oder ob er einfach so sein darf, wie er ist. Das Letztere ist natürlich der Schlüssel zur Selbstliebe, zum Selbstwertgefühl und damit zu einem gesunden Selbstbewusstsein.

Je mehr Anpassung nötig ist, umso mehr wird das eigentliche „sein" zu einem Schauspiel mutieren. Manchmal ist es aus diversen Gründen nötig, manchmal macht es sogar Spaß in eine andere Rolle zu schlüpfen. Aber das eigentliche Ziel sollte sein, sich der Person anzunähern, die in einem lebt und diese lieben zu lernen.

Im Grunde ist das leicht, obwohl es paradox erscheint. Schnell wird einem Menschen ein zu starker Egoismus vorgeworfen, wenn er seine eigenen Interessen in den Fokus rückt.

Weniger gerne gesehen, dass ein ständiges Verleugnen eigener Wünsche nicht nur bei sich selbst zu einem Mangel führt, sondern der Mangel ebenso auf andere übertragen wird. Man bemerkt es direkt und unbewusst, dass etwas nicht stimmt mit Ihnen.

Die eigenen Ressourcen zu stärken und auszubauen, ist eben nicht nur eine selbst stärkende Handlung.

Eigene Interessen zu leben hat nichts mit einem Wettbewerb zu tun. Es geht nicht um das Messen mit den Fähigkeiten anderer, es geht darum, die eigenen Fähigkeiten zu entdecken und ernst zu nehmen.

Wir leben in einer Gemeinschaft, dennoch sind wir nur uns selbst verpflichtet. Erst wenn man am Gesellschaftsleben teilnimmt, Sie für sich dennoch die wichtigste Person sind, erst dann können Sie auch die Bedürfnisse anderer erkennen.

Nur durch eine Wechselseitigkeit – da mal mehr das Eigene zu leben, dort mal mehr das Andere zu sehen - kommen wir in einen Fluss

Kein Mensch beabsichtigt völlig alleine zu leben und die wenigsten wollen nur für andere da sein.

Erfolgreiche Menschen haben einen Art Plan für ihr Leben und verfolgen eigene Ideen und setzen ihr Ziel Schritt für Schritt um. Nur durch kleine Schritte ist es möglich, laufende Fortschritte zu erzielen. Das ist wichtig, um das eigene ICH nicht aus den Augen zu verlieren.

Im Leben geht es darum, Wege zu finden und sowohl mit sich als auch mit anderen harmonisch zu leben. Strikt in eine Richtung zu gehen, ist ähnlich fragwürdig, wie ständig das zu machen, was andere wollen.

Die Marionette

Wer immer das tut, was andere von ihm erwarten, lebt – zumindest auf den ersten Blick – leichter. Seien Sie sich bewusst, bei so viel Verrat an sich selbst werden sich früher oder später Widerstände einstellen, sei es auf psychischer oder physischer Ebene.

In uns ist „etwas", dass sein möchte, und zwar es selbst. Wird dem nicht folgegeleistet, sind Probleme auf natürliche Art vorprogrammiert.

Es ist nicht nur sinnvoll, sondern auch gesünder „Nein" zu sagen, wenn es die eigene Haltung erfordert.

Ein „Nein" kann ich auch auf Hilfe für andere beziehen. Aktuell lässt sich ein „Ja" nicht unterbringen, weil eigene Interessen, Bedürfnisse oder Pläne es verhindern.

Sehr schnell haben Sie wahrscheinlich ein Schuldgefühl. Dabei sollten Sie nicht vergessen, dass Schuldgefühle ein erlerntes Muster sind, nicht mehr und nicht weniger. Von vielen Menschen gerade die, die die Sprache der Manipulation verstehen sind wahre Meister darin Ihnen Schuldgefühle zu vermitteln, obwohl kein Grund dafür besteht. Seien Sie sich bewusst, dass Ihr gegenüber alle Register zieht, um Ihnen dieses Schuldgefühl zu vermitteln.

Wir alle streben eigentlich nach Harmonie. Da stößt man niemandem gern vor den Kopf und sagt lieber vorschnell ein bedeutungsleeres „Ja" als ein bedeutungsschweres „Nein".

Durch ein vorschnelles „Ja" wird der Lebensalltag schnell eingeschränkt. Und ein „Ja", dass nicht ganz ehrlich gemeint ist, fühlt sich nicht besonders gut an. Erstens ist es unehrlich der eigenen Person gegenüber. Zweitens kann es sich als ungünstig im Umgang mit anderen erweisen, weil man schnell – zumindest innerlich – anderen vorwirft, einen mit Forderungen in die Enge zu treiben.

Nein sagen ist eine hervorragende Möglichkeit, die Persönlichkeit zu entwickeln und das Selbstbewusstsein aufzubauen. Bei einem Nein geht es nicht darum, anderen vor den Kopf zu stoßen, sondern durchaus darauf zu achten, dass zwischen Eigen- und Fremdinteressen ein Gleichgewicht bestehen bleibt.

Das „Nein“ ist nicht nur negativ zu verstehen, denn wer es lernt selbst „Nein“ zu sagen, ist auch besser in der Lage mit einem „Nein“ von einer anderen Person umzugehen.

Seien Sie authentisch, Ihre Familie, Freunde und Bekannte werden Sie dafür wertschätzen und respektieren.

Praktische Tipps

Sich selbst loben und Anerkennung einfordern

Oftmals kommt Lob und Anerkennung zu kurz. Das Problem ist hierbei, dass die Anerkennung bei anderen Menschen gesucht und regelrecht erwartet wird. Dabei sollten Sie sich regelmäßig selbst loben und Ihnen Anerkennung schenken. Durch Ihre Selbstzweifel wird Ihnen weiß gemacht, dass Sie die lieben Worte von anderen Menschen benötigen. Bleiben diese aus, so werden Sie unzufrieden.

Mit Selbstkritik kennen sich die meisten Menschen bestens aus. Ist es auch bei Ihnen so? Wie sieht es mit Eigenlob aus? Wird auch dieses häufig in Ihren Alltag integriert? Oder sind Sie sich selbst der größte Kritiker und viel zu selten mit sich zufrieden?

Jeder Mensch weiß, wie gut ein Lob wirkt. Wir trauen uns an diesem Tag deutlich mehr zu. Unser Selbstbewusstsein steigt enorm. Aber wieso loben wir uns zusätzlich nicht einfach häufiger? Wir wissen doch, wie gut Anerkennung auf uns wirkt.

Die Gründe, warum sich Menschen zu selten selbst loben:

- "Eigenlob stinkt" - viele Menschen handeln nach diesen Worten
- Eltern haben mehr kritisiert als gelobt, wodurch unser Fokus häufiger eher auf Schwächen und Fehler liegt
- Wir haben stets viel zu hohe Erwartungen an uns - wir streben an, perfekt zu sein
- Wir sind unzufrieden (Fehler/ Äußeres/...)
- Wir sind überzeugt, dass wir uns lediglich durch Kritik ideal weiterentwickeln
- Überheblichkeit, Selbstgefälligkeit und Arroganz werden mit selbstlos in Verbindung gebracht
- Jene Dinge, die uns gelingen, halten wir für selbstverständlich - sie sind keines Lobes wert

Was ist letztendlich falsch daran, auf etwas stolz zu sein, das getan wurde? Was ist daran überheblich, wenn Sie sich selbst loben würden? Erst wenn es Ihnen möglich ist, sich selbst häufiger zu loben, dann sind Sie auch weniger abhängig von der Anerkennung anderer. Erst dann machen Sie sich von dieser Abhängigkeit frei und können beruhigter leben. Erst dann fühlen Sie sich nicht mehr schlecht, wenn das Lob der anderen einmal ausbleibt. Fangen Sie an, sich selbst häufiger zu loben. Es gibt viele Dinge, die lobenswert sind. Schauen Sie einmal genauer hin.

Diese Punkte sollten bei einem Eigenlob Beachtung finden:

- Die Lobe sollten auf eine konkrete Situation bezogen sein.
- Sie sollten sich direkt nach der erbrachten Leistung loben.
- Sie sollten sich loben, wenn es auch wirklich angemessen ist.
- Sie sollten es sich zur Gewohnheit machen, sich täglich Lobe auszusprechen.
- Machen Sie es sich zur Aufgabe, aktiv nach lobenswerten Dingen zu suchen.

Beachten Sie einfach jene Dinge, die Sie auch beachten würden, wenn Sie anderen Menschen Lob aussprechen würden. Seien Sie ehrlich zu sich selbst, erkennen Sie aber auch die lobenswerten Dinge. Falls es noch nicht so klappen sollte, kommen hier noch ein paar Übungen zu dieser Thematik.

Übung 1: Überlegen Sie sich kurz vor dem Schlafengehen, was alles gut gelaufen ist. Finden Sie mindestens drei Situationen, mit denen Sie zufrieden sind und loben Sie sich direkt dafür.

Übung 2: Wenn Sie in einer Situation nichts Lobenswertes finden sollten, dann stellen Sie sich den positivsten Menschen in Ihrem Leben vor. Was würde er zu Ihnen sagen?

Übung 3: Fragen Sie sich in konkreten Situationen, was Sie positiv sehen könnten. Loben Sie sich nun für diesen Aspekt.

Übung 4: Wandeln Sie die Aussage "Eigenlob stinkt" in "Eigenlob stimmt" um. So werden Sie sich in Zukunft einfacher ein Lob erteilen können, ohne sich dabei elend zu fühlen.

Entscheidungen treffen - Rational denken und handeln

Täglich treffen Sie rund 12.000 Entscheidungen. Dies beginnt bereits bei dem ersten Klingeln Ihres Weckers. Sie entscheiden sich intuitiv, ob Sie ihn nun ausschalten und aufstehen oder auf "Snooze" stellen und noch etwas schlummern.

Die meisten Entscheidungen in Ihrem Leben sind Bauchentscheidungen. Die meisten von ihnen tun Sie unbewusst. Dabei müssen Bauchentscheidungen nicht einmal die schlechtere Wahl sein. In den meisten Fällen sind Entscheidung, die aus dem Bauch heraus getroffen worden, sogar die besseren. Zudem sind diese Entscheidungen meist 1.000 Mal schneller als jene des Verstandes.

Doch nicht alle Entscheidungen werden rein aus dem Bauch gefällt. Und nicht jede Entscheidung wird spontan getroffen. Oftmals können Sie sich vermutlich nicht entscheiden und schieben dies ewig vor sich her. Auf diesem Weg verlieren Sie den Respekt von anderen und auch von sich selbst.

Über einige Entscheidungen sollten Sie zudem nachdenken und sie rational treffen. Seien Sie sich stets bewusst, was Sie möchten, und handeln dementsprechend. Dies steigert Ihre Autorität und wirft Sie zudem in kein unangenehmes Stresslevel.

Tipp:

Sollten Sie ich dennoch einmal nicht entscheiden können, so nehmen Sie sich eine Auszeit, um das Stressniveau zu senken und bessere Entscheidungen treffen zu können. Zudem sollten Sie nicht alle Dinge spontan entscheiden. Bei einigen Dingen lohnt es sich definitiv, eine Nacht darüber zu schlafen.

Interessante Fakten über das Treffen von Entscheidungen:

- Im Dunkeln werden rationalere Entscheidungen getroffen.
- Mit voller Blase werden häufig bessere Entscheidungen gefällt.
- Bei Stress werden riskantere Entscheidungen getroffen.
- Meist entscheiden wir uns für die erste Option.
- In der Mehrheit wird sich für Bekanntes entschieden.
- Wenn jemand sich nicht entscheiden kann, dann benötigt er eine Alternative.
- Bei guter Laune entscheiden sich Menschen großzügiger.
- Menschen mit schlechter Laune sehen klarer.
- Bei Ärger werden Entscheidungen rationaler.
- Wer häufiger steht, fällt bessere Entscheidungen.
- Bei hohen Boni wird besser entschieden.
- Wer ausgeschlafen ist, wählt klüger.

Damit Sie auch einfacher und besser Entscheidungen treffen, können Sie zu den folgenden Übungen greifen. So wird die Entscheidungsfindung in Zukunft deutlich entspannter ausfallen.

Übung 1: Die wohl bekannteste Übung ist die Pro-und-Kontra-Liste. Sie ist besonders hilfreich, wenn Sie sich zwischen zwei Dingen nicht entscheiden können. Schreiben Sie auf, was die Sache besonders macht und all jene Dinge, die gegen sie sprechen. So bekommen Sie einen klaren Überblick und denken noch einmal genauer über die Thematik nach.

Übung 2: Sollten Sie zahlreiche Alternativen haben, so behalten Sie mit einer Entscheidungsmatrix einen guten Überblick. Diese Option ähnelt der Pro-und-Kontra-Liste aus Übung 1. Hier ist jedoch eine tabellarische Übersicht an der Tagesordnung, die Ihre Auswahlmöglichkeiten ideal verwaltet und Ihnen bei der Entscheidungsfindung hilft. Zudem können Sie nun jeder Idee Schulnoten verteilen. Welche Option schneidet letztendlich am besten ab?

Übung 3: Der Entscheidungsbaum ist auch eine beliebte Methode. Es handelt sich um eine Art Turnier der einzelnen Optionen. Immer zwei Punkte treten gegeneinander an und nur eine Option kann pro Kampf gewinnen. So tritt in Runde 1 beispielsweise A gegen B und C gegen D an. Wenn A und D weiterkommen, dann treten sie in Runde 2 gegeneinander an. Der Sieger der letzten Runde ist die gefällte Entscheidung. Herzlichen Glückwunsch!

Mitmenschen zeigen was in einem steckt - Ausblick in die Zukunft mit einem starken Selbstbewusstsein

Sie befinden sich in kleineren Gruppen und keiner hört Ihnen zu? Sie werden oftmals nicht ernst genommen? Größere Entscheidungen werden ohne Sie getroffen? Sie werden permanent unterschätzt und hintergangen? Das könnte an Ihrer bisherigen Unsicherheit liegen. Ihre Stimme klingt schwach. Ihr Händedruck wird nicht ernst genommen. Sie können selten Blickkontakt halten. Sie trauen sich oftmals nicht, Dinge auszusprechen, die in Ihrem Kopf umherschwirren. Schluss damit! Zeigen Sie Ihren Mitmenschen, was alles in Ihnen steckt! Präsentieren Sie Ihre Persönlichkeit mit einem gesteigerten Selbstwertgefühl.

Doch es handelt sich um einen langwierigen Prozess. Sie müssen viel Geduld mitbringen und die Übungen machen, die ich Ihnen biete. Loben Sie sich auch bei den kleinsten Erfolgen und zeigen Sie den Menschen in Ihrem Umfeld, dass Sie präsent sind und Schritt für Schritt präsenter werden.

Wissenswert:

Für ein starkes Selbstwertgefühl ist viel Zeit und Geduld notwendig. Die drei Säulen der Persönlichkeitsentwicklung sind ebenfalls von enormer Relevanz. So fließen hier die Selbstakzeptanz, die Selbsterkenntnis und die Selbstveränderung mit ein.

Dies muss bei der Persönlichkeitsentwicklung beachtet werden:

- Sie lernen sich selbst (Ihre guten und schlechten Seiten) kennen.
- Die eigene Komfortzone muss verlassen werden.
- Sie lernen Ihre Grenzen kennen und müssen Sie akzeptieren.
- Sie müssen Selbstverantwortung übernehmen.

- Sie können auf Ablehnung stoßen.
- Freunde, die sich nicht mit Ihnen weiterentwickeln, könnten Sie verlieren.
- Sie gewinnen an Selbstwert - tun sich aber auch schwerer mit jenen Menschen, die diesen Wert nicht erkennen.

Hier die Tipps, um die eigene Persönlichkeit voranzutreiben:

- Definieren Sie eine Richtung!
- Forcieren Sie die Veränderungen!
- Es ist sinnvoll, viele Bücher zu lesen!
- Eignen Sie sich neue Fähigkeiten an!
- Stellen Sie sich neuen Herausforderungen!
- Hinterfragen Sie Ihre Standpunkte!
- Führen Sie intensive Gespräche mit den Menschen in Ihrem Umfeld!

Tagträume und warum sie so wichtig sind

Tagträume sind wahre Wunder, wenn sie genutzt werden. Schade ist es für all diejenigen, die sich die Tagträume nicht zu eigen machen und von ihnen profitieren. Leider nutzt kaum ein Mensch die Macht dieser Träumereien. Was bewirken Tagträume nun eigentlich und warum ist es sinnvoll, sie zu nutzen?

„Träume nicht Dein Leben, sondern lebe Deinen Traum!"

Dieses Zitat ging um die Welt und ist auch heute noch sehr populär. Hierbei wird gesagt, dass Sie nicht nur von dem Leben träumen sollen, was Sie sich für sich wünschen. Und Sie dürfen sich auch dieses wundervolle Leben für sich wünschen, denn Sie haben es sich verdient. Zudem wird gesagt, dass Menschen träumen und nach diesen Träumen ihr Leben aufbauen sollen. Nur können die eigenen Träume nicht gesteuert werden.

Hier sind die Wünsche und Ziele von Menschen gemeint, nicht die nächtlichen Verarbeitungen der gewonnenen Daten und Eindrücke auf der eigenen Festplatte.

Jeder hat Träume und Ziele. Nur die wenigsten visieren diese an und arbeiten hart für diese. Dafür fehlt vermutlich oftmals auch die notwendige Motivation. Oder die Vorstellungskraft dafür, in welche Richtung die Träume gehen.

Grobe Träume können sein:

- Viel Geld
- Eine tolle Familie
- Ein eigenes Heim
- Erfolg im Beruf
- Ein gesunder und wohl proportionierter Körper
- Das Gewinnen der Meisterschaft
- und vieles mehr

Alle diese Träume haben ein Problem - sie sind zu grob. Ihre Aufgabe ist es also, Ihre Ziele zu nehmen und zu konkretisieren. Dies geschieht nicht in der Theorie, sondern in der Praxis. Stellen Sie sich vor, wie es sich anfühlt, reich zu sein. Visualisieren Sie sich Ihr Leben mit Ihrer Familie. Ist es ein angenehmes Gefühl, der Champion Ihrer Kategorie zu sein?

Was auch immer das Ziel ist, träumen Sie so oft wie möglich davon. Träumen Sie, was das Zeug hält. Stellen Sie sich jedes noch so kleine Detail vor und Sie werden merken, wie sich Ihr Körper auf diese Gegebenheit einstellt. So können Sie zielgerichteter auf Ihre Träume hinarbeiten. Sie steigern Ihre Motivation und finden durch die Tagträume vielleicht sogar Wege und neue Ideen, die Sie noch erfolgreich in Ihrem Vorhaben machen werden. Viel Spaß beim Träumen!

Praktischer Teil mit 20 Übungen

In diesem Teil lernen Sie gezielt, wie Sie Ihr Selbstwertgefühl steigern. Wichtig ist es, die Tipps auch umzusetzen und regelmäßig durchzuführen, denn nur dann können sie ihre Wirkung auch erst entfalten.

Übung 1 - Die Komfortzone verlassen

Jeder Mensch hat einen Bereich, in dem er sich sicher fühlt. Menschen verlassen nur ungern ihre Komfortzone, was sie sehr in ihren Möglichkeiten einengt. Üben Sie gezielt, diese Zone so häufig wie möglich zu verlassen. Dies können für den Anfang kleine Schritte sein. Bestellen Sie beispielsweise mal etwas anderes auf der Speisekarte Ihres Lieblingslokals oder nehmen Sie einen anderen Weg zur Arbeit. Auf diesem Weg werden Sie tolle Dinge entdecken und merken, dass es gar nicht so schlimm ist, aus dem beschränkten Bereich auszutreten. Halten Sie sich nicht selbst wie ein Gefangener!

Übung 2 - Das Dankbarkeitstagebuch

Wir sind heutzutage viel zu undankbar für die selbstverständlichen Dinge im Leben. Schreiben Sie sich auf, für was alles Sie in Ihrem Leben dankbar sein können. Sie werden dabei merken, dass es mehr Dinge sind, als Sie erwartet hätten.

Übung 3 - Eine gute Körperhaltung

Eine gerade Körperhaltung bewirkt Wunder. Richten Sie sich gezielt auf, beispielsweise wenn Sie einen wichtigen Termin haben oder eine Person Ihrer Wahl ansprechen möchten. Durch die gerade Körperhaltung verspüren Sie automatisch mehr Selbstvertrauen.

Übung 4 - Die Macht des Lächelns

Positive Emotionen sorgen für ein gesundes Selbstwertgefühl. Wer lächelt, signalisiert seinem Körper eine glückliche Stimmung. Dadurch steigt das eigene Empfinden wie von selbst. Versuchen Sie beispielsweise einmal, zu Lächeln und dabei negative Gedanken zu verleben. Es wird nicht funktionieren.

Übung 5 - Prüfen Sie Ihre Ziele

Ziele sind wichtig im Leben. Sie treiben uns an. Jeder Mensch hat Ziele. Schreiben Sie sich Ihre Ziele auf und überlegen Sie im Anschluss, was Sie dafür tun können, um die Ziele zu verwirklichen. Erfreuen Sie sich auf dem Weg zum Erfolg an den kleinen Erfolgen.

Übung 6 – Meditation

Wer sich selbst nahestehen möchte, muss sich selbst kennenlernen. Am besten funktioniert das, wenn einmal den eigenen Gedanken zugehört wird. Versuchen Sie sich mit Meditation. Hören Sie sich selbst zu, urteilen Sie jedoch nicht. Auf diesem Weg lernen Sie sich sehr gut kennen.

Übung 7 - Ziehen Sie die Dinge durch, die Sie sich vornehmen

Oftmals setzen sich Menschen Ziele und scheitern nach kurzer Zeit. Motivieren Sie sich, die Dinge durchzuziehen. Posten Sie beispielsweise etwas bei Instagram oder nutzen Sie andere Optionen, um Ihr Vorhaben publik zu machen. Wenn Sie das getan haben, sind Sie viel motivierter, die Dinge auch wirklich durchzuziehen.

Übung 8 - Kommen Sie mit anderen Menschen ins Gespräch

Wenn Sie schüchtern sind, dann sollten Sie das aktiv beheben. Versuchen Sie, immer häufiger mit Menschen in Gespräche zu kommen. Sie werden auf Dauer bemerken, dass das gar nicht so schlimm ist. Zudem bieten Ihnen andere Menschen einen großen Mehrwert. Erkennen Sie diesen Vorteil und nutzen Sie ihn.

Übung 9 - Den eigenen Ängsten stellen

Oftmals hilft es nur, Feuer mit Feuer zu bekämpfen. Versetzen Sie sich gezielt in die Situation der Angst und fühlen Sie genau, worin die Angst genau vergraben liegt. Arbeiten Sie im Anschluss gezielt daran. Sollten Sie allein nicht mit dieser Angst fertig werden, so können Gespräche mit einem Therapeuten helfen.

Übung 10 - Seien Sie sanft zu sich selbst

Jeder Mensch macht Fehler. Auch Sie werden Fehler machen. Auch Sie werden Übungen nicht immer zu Ihrer vollkommenen Zufriedenheit umsetzen können. Urteilen Sie nicht darüber. Sagen Sie sich, dass es nicht so schlimm ist und dass es beim nächsten Mal klappt.

Übung 11 - Stellen Sie sich 3 Aufgaben pro Tag

Es ist ein tolles Gefühl, abends zu wissen, dass etwas geschafft wurde. Stellen Sie sich täglich 3 Aufgaben Ihrer Wahl und erfüllen Sie sie. Das Gefühl wird Sie motivieren. Fangen Sie anfangs klein an und steigern Sie sich mit der Zeit.

Übung 12 - Lernen Sie, auch mal Nein zu sagen

Viele Menschen haben Probleme damit, anderen Menschen eine Bitte abzuschlagen. Oftmals ist dies ein Nachteil für die Menschen. Lernen Sie also, auch mal Nein zu sagen. Sie werden sich gut fühlen.

Übung 13 - Eignen Sie sich Morgenroutinen an

Alle großen Macher haben eine Morgenroutine. Sie stehen oftmals auf, trinken ein Glas Wasser, meditieren, machen etwas Sport. Die Morgenroutinen können ganz unterschiedlich aussehen. Finden Sie hier die idealen Optionen für Ihren perfekten Start in den Tag.

Übung 14 - Schreiben Sie sich selbst einen Liebesbrief

Für einige Menschen mag das wohl albern klingen. Doch der Liebesbrief verhält sich ähnlich wie das Eigenlob. Gute Worte sind Gold wert. Nutzen Sie diese Macht und schreiben Sie sich einen schönen Brief. Lesen Sie ihn sich im Anschluss laut vor. Bewahren Sie ihn gut auf und lesen Sie ihn häufiger.

Übung 15 - Positive Affirmationen

Positive Affirmationen oder auch Glaubenssätze sind das genaue Gegenteil von ewigen Kritiken und Selbstzweifeln. Hören Sie beispielsweise täglich positive Affirmationen oder schreiben Sie sich selbst einige Affirmationen auf, die zu Ihnen passen und lesen Sie sich diese täglich vor.

Übung 16 - Denken Sie groß

Setzen Sie sich ruhig große Ziele. Sie dürfen groß denken und sich auch große Dinge für Ihr Leben wünschen. Jeder Mensch darf das. Beschränken Sie sich nicht selbst, weil Sie womöglich denken, Sie würden es nicht verdienen. Sie verdienen es auf jeden Fall!

Übung 17 - Seien Sie ehrlich zu sich selbst

Sie haben keine tolle Wohnung? Ihr Job gefällt Ihnen auch nicht? Das ist doch nicht so schlimm. Finden Sie sich damit ab und arbeiten Sie lieber stattdessen auf etwas Schöneres hin. Verleugnen Sie allerdings nicht Ihre aktuelle Situation. Nutzen Sie die Aspekte lieber, um daraus Kraft zu schöpfen. Motivieren Sie sich!

Übung 18 - Lernen Sie aus Fehlern

Zitat:

„Es irrt der Mensch, solang er strebt."

- Goethe, in Goethes „Faust"

Irren ist menschlich. Jeder Mensch begeht Fehler. Kritisieren Sie sich nicht aufgrund Ihrer Fehler, sondern analysieren Sie sie. Sie können daraus lernen und Schritt für Schritt daran wachsen. Wichtig ist lediglich, sich diese Fehler bewusst zu machen und daran zu arbeiten.

Übung 19 - Legen Sie negative Gedanken ab

Negative Gedanken sind pures Gift. Sie halten Sie klein und reden Ihnen ein, dass Sie weniger wert wären als andere. Legen Sie die negativen Gedanken ab. Versuchen Sie gezielter positiv zu denken und positiv auf andere Menschen zuzugehen. Sie werden rasch merken, dass nun auch mehr positives Feedback kommt.

Übung 20 - Ein guter Kleidungsstil

Menschen sind individuell. Ein guter Kleidungsstil bedeutet nicht, dass Sie jetzt im Anzug, Kostüm oder Kleid daherkommen sollen. Wichtig ist ein ordentlicher Kleidungsstil, in dem Sie sich wohlfühlen. Zudem schadet es nicht, die Jeans, die Sie vor 3 Jahren gekauft haben, auch einmal durch eine neue Hose zu ersetzen. Wenn Sie sich gut kleiden, wächst Ihr Selbstbewusstsein. Zudem unterstützt Kleidung die eigene Persönlichkeit, denn die meisten Körperstellen sind davon bedeckt. Demnach werden viele Menschen nach ihrem Stil beurteilt.

Vielen Dank für den Kauf dieses Buches!

Das dazugehörige Hörbuch, können Sie hier ***risikofrei und ohne zusätzliche Registrierung sofort herunterladen****:*

oder per Link:

https://bit.ly/3mpnptu

Hinweis

Alle Tipps sind in sehr enger Zusammenarbeit mit einem Neurologen und Psychologen ausgewählt worden. Diese Tipps sind erprobt und werden in der Psychotherapie erfolgreich angewendet!

Haftungsausschluss

Die Umsetzung aller enthaltenen Informationen, Anleitungen und Strategien dieses Werkes erfolgt auf eigenes Risiko. Für etwaige Schäden jeglicher Art kann der Autor aus keinem Rechtsgrund eine Haftung übernehmen. Für Schäden materieller oder ideeller Art, die durch die Nutzung oder Nichtnutzung der Informationen bzw. durch die Nutzung fehlerhafter und/oder unvollständiger Informationen verursacht wurden, sind Haftungsansprüche gegen den Autor grundsätzlich ausgeschlossen. Ausgeschlossen sind daher auch jegliche Rechts- und Schadensersatzansprüche. Dieses Werk wurde mit größter Sorgfalt nach bestem Wissen und Gewissen erarbeitet und niedergeschrieben. Für die Aktualität, Vollständigkeit und Qualität der Informationen übernimmt der Autor jedoch keinerlei Gewähr. Auch können Druckfehler und Falschinformationen nicht vollständig ausgeschlossen werden. Für fehlerhafte Angaben vom Autor, kann keine juristische Verantwortung sowie Haftung in irgendeiner Form übernommen werden.

Urheberrecht

Impressum

1. Auflage

Marc Netzer & Alexandra Josephine Südlauer-Heyer werden vertreten durch:

Marc Netzer, Ulmenstr. 16, 41363 Jüchen

Printed by Amazon Italia Logistica S.r.l.
Torrazza Piemonte (TO), Italy

25953365R00075